# essentials

*essentials* liefern aktuelles Wissen in konzentrierter Form. Die Essenz dessen, worauf es als „State-of-the-Art" in der gegenwärtigen Fachdiskussion oder in der Praxis ankommt. *essentials* informieren schnell, unkompliziert und verständlich

- als Einführung in ein aktuelles Thema aus Ihrem Fachgebiet
- als Einstieg in ein für Sie noch unbekanntes Themenfeld
- als Einblick, um zum Thema mitreden zu können

Die Bücher in elektronischer und gedruckter Form bringen das Expertenwissen von Springer-Fachautoren kompakt zur Darstellung. Sie sind besonders für die Nutzung als eBook auf Tablet-PCs, eBook-Readern und Smartphones geeignet. *essentials:* Wissensbausteine aus den Wirtschafts-, Sozial- und Geisteswissenschaften, aus Technik und Naturwissenschaften sowie aus Medizin, Psychologie und Gesundheitsberufen. Von renommierten Autoren aller Springer-Verlagsmarken.

Weitere Bände in der Reihe http://www.springer.com/series/13088

Andreas Leschnik

# Entwicklungsstörungen in Grob-, Fein- und Grafomotorik

Grundlagen, Clinical Reasoning und Intervention im Kindes- und Jugendalter

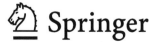 Springer

Andreas Leschnik
Großrosseln, Deutschland

ISSN 2197-6708          ISSN 2197-6716   (electronic)
essentials
ISBN 978-3-658-30823-0          ISBN 978-3-658-30824-7   (eBook)
https://doi.org/10.1007/978-3-658-30824-7

Die Deutsche Nationalbibliothek verzeichnet diese Publikation in der Deutschen Nationalbibliografie; detaillierte bibliografische Daten sind im Internet über http://dnb.d-nb.de abrufbar.

Planung/Lektorat: Eva-Maria Kania
Springer ist ein Imprint der eingetragenen Gesellschaft Springer Fachmedien Wiesbaden GmbH und ist ein Teil von Springer Nature.
Die Anschrift der Gesellschaft ist: Abraham-Lincoln-Str. 46, 65189 Wiesbaden, Germany

# Was Sie in diesem *essential* finden können

- Eine Definition der umschriebenen Entwicklungsstörungen der motorischen Funktionen nach der ICD-10 und dem multiaxialen Klassifikationsschema.
- Grundlagen zu den Entwicklungsstufen von Grob-, Fein-, Grafo- und Schreibmotorik.
- Ein hypothethisch-deduktives Clinical Reasoning bei grob-, fein-, grafo- und schreibmotorischen Störungen.
- Interventionsmöglichkeiten bei grob-, fein-, grafo- und schreibmotorischen Störungen.

# Inhaltsverzeichnis

# Einleitung 1

Eine therapeutische Diagnose zu stellen, bedeutet am Ende eine therapeutische Intervention zu haben. Im Gegensatz zur ICD-10, die mit Ihrer Diagnose nur eine Therapieidee entwickeln möchte. Das Problem bei einer Therapieidee ist, dass man dann zu therapeutischen Interventionen greift, die nicht zielgerichtet sein könnten. Dies hat natürlich Konsequenzen zur Folge, wie zum Beispiel: Der Patient erhält nicht die optimale Behandlung oder die Therapie könnte länger dauern als notwendig. In Zeiten von Effizienz und immer geringer werdenden Budgets ist daher eine zielgerichtete therapeutische Diagnosestellung und die damit verbundene Intervention das Herzstück im Kontakt mit dem Patienten. Denn hier gehen Diagnosestellung und Intervention fließend ineinander über. Das hypothetisch-deduktive Clinical Reasoning ist ein solches Instrument, um eine therapeutische Diagnose zu stellen.

In diesem essential werden insgesamt drei umschriebene Entwicklungsstörungen betrachtet. Primär fängt jedes Kapitel einer Entwicklungsstörung mit einer kurzen Grundlage über die s.g. normale Entwicklung im Kindesalter an. Danach geht es über in das hypothetisch-deduktive Clinical Reasoning zu dieser Entwicklungsstörung. Am Ende werden zu jedem Kapitel ein paar Interventionsvorschläge zu den Hypothesen der einzelnen Entwicklungsstörungen aufgezeigt.

# Umschriebene Entwicklungsrückstände

Die unter F80 – F89 zusammengefassten Störungen haben im allgemeinen folgende Merkmale:

- Einen Beginn, der ausnahmslos im Kleinkindalter oder in der Kindheit liegt
- Eine Einschränkung oder Verzögerung der Entwicklung von Funktionen, die eng mit der biologischen Reifung des Zentralnervensystems verknüpft ist
- Einen stetigen Verlauf, der nicht die für viele psychische Störungen typischen charakteristischen Remissionen und Rezidive zeigt

In den meisten Fällen sind Sprache, visuell räumliche Fertigkeiten und die Bewegungskoordination betroffen. Charakteristischerweise gehen die Beeinträchtigungen mit dem Älterwerden der Kinder zurück, wenn gleich geringere Defizite oft auch im Erwachsenenleben noch zurück bleiben. Gewöhnlich hat die Verzögerung oder Einschränkung vom frühestmöglichen Erkennungszeitpunkt an vorgelegen und es gab zuvor keine Periode einer normalen Entwicklung. Die meisten dieser Störungen treten bei Jungen häufiger als bei Mädchen auf. Für die Entwicklungsstörungen ist eine familiäre Häufung von ähnlichen oder verwandten Störungen charakteristisch, und wahrscheinlich spielen genetische Faktoren eine wichtige Rolle in der Ätiologie vieler Fälle. Umweltfaktoren beeinflussen die betroffenen Entwicklungsfunktionen oft, sie sind meist jedoch nicht ausschlaggebend (n. Poustka et al. 2017).

Zwar gibt es eine allgemein gute Übereinstimmung bezüglich der Gesamtkonzeption der Störungen in diesem Abschnitt, die Ätiologie ist jedoch in den meisten Fällen unbekannt, und es besteht weiterhin Unsicherheit in der Abgrenzung und genauen Unterteilung der Entwicklungsstörungen. Darüber hinaus gibt es in diesem Abschnitt zwei Typen von Störungen, auf welche die oben beschriebenen, weit gefassten konzeptuellen Kriterien nicht zutreffen:

**Erstens** gibt es Störungen mit einer eindeutigen Phase normaler früher Entwicklung, wie die desintegrative Störung des Kindesalters, das Landau-Kleffner- Syndrom und einige Fälle von Autismus. Diese Störungen wurden trotz des abweichenden Beginns im multiaxialen Klassifikationsschema mit aufgenommen, weil ihre Charakteristika und ihr Verlauf viele Ähnlichkeiten mit der Gruppe der Entwicklungsstörungen aufweisen. Darüber hinaus ist nicht bekannt, ob sie sich von diesen ätiologisch unterscheiden oder nicht. (n. Poustka et al. 2017).

**Zweitens** gibt es Störungen, die vor allem im Sinne von Abweichungen, weniger im Sinne von Entwicklungsrückständen, definiert wurden; dies trifft besonders für den Autismus zu. Autistische Störungen wurden im multiaxialen Klassifikationsschema mit aufgenommen, weil sie trotz dieser Entwicklungsabweichungen ausnahmslos bestimmte Entwicklungsverzögerungen aufweisen. Weiterhin finden sich Überschneidungen mit den übrigen Entwicklungsstörungen, sowohl im individuellen Erscheinungsbild, als auch bezüglich der familiären Häufung.

## 2.1 F82 umschriebene Entwicklungsstörungen der motorischen Funktionen

Das Hauptmerkmal dieser Störung ist eine schwerwiegende Beeinträchtigung der Entwicklung der motorischen Koordination, die nicht allein durch eine Intelligenzminderung oder umschriebene angeborene oder erworbene neurologische Störung erklärbar ist (n. Poustka et al. 2017).

# Grobmotorik

Motorik ist die Fähigkeit des Menschen, seinen Körper zu bewegen. Der neugeborene Säugling steht unter dem Einfluss von subkortikalen Gehirnkernen. Aufgrund dessen hat der Säugling nur rudimentäre Bewegungsmuster (Reflexe) zur Verfügung. Mit zunehmender Gehirnreifung, vor allem der Großhirnrinde, werden diese Muster gehemmt.

Grobmotorik beinhaltet Reaktionsschnelligkeit und allgemeines Reaktionsvermögen, sowie allgemeine Körper- und Gliederstärke und die Bewegungskoordination. Sie wird unterteilt in:

- Lokomotorik (Fortbewegungen des Körpers wie Klettern, Laufen, Gehen und Springen)
- Statomotorik (Halte- und Stützreaktionen mit Blick auf die Körperhaltung)

Die Prävalenz liegt zwischen 5–10 %. Jungen sind doppelt so häufig betroffen wie Mädchen.

Trotz der günstigen Prognose für die Schule, können Kinder mit grobmotorischen Störungen folgende Begleiterkrankungen zeigen:

- Leiden an introversiven psychischen Problemen
- Zeigen häufiger Depressionen und Ängstlichkeit
- Haben Kontaktstörungen
- Wirken unselbstständiger
- Weisen eine geringere soziale Reife auf

Bereits ab der 14. SSW sind alle Bewegungsmuster des Fötus voll entwickelt (siehe Tab. 3.1), die es für die Geburt braucht. Sie dienen zur Vorbereitung auf das

© Der/die Herausgeber bzw. der/die Autor(en), exklusiv lizenziert durch Springer Fachmedien Wiesbaden GmbH, ein Teil von Springer Nature 2020
A. Leschnik, *Entwicklungsstörungen in Grob-, Fein- und Grafomotorik*, essentials, https://doi.org/10.1007/978-3-658-30824-7_3

5

**Tab. 3.1** Die häufigsten
Bewegungsmuster während
der Schwangerschaft.
(Eigene Darstellung in
Anlehnung n. Largo)

| Schwangerschaftswoche | 9 | 10 | 11 | 12 | > |
|---|---|---|---|---|---|
| Schreckreaktion | X | | | | |
| Schluckauf | X | | | | |
| Arm bewegen | | X | | | |
| Bein bewegen | | X | | | |
| Kopf Extension | | X | | | |
| Kopf Rotation | | X | | | |
| Hand zum Gesicht | | X | | | |
| Atembewegungen | | | X | | |
| Körper Extension | | | X | | |
| Mund öffnen | | | X | | |
| Kopf Flexion | | | X | | |
| Gähnen | | | X | | |
| Trinken | | | | X | |

Leben nach der Geburt. Muskeln, Knochen und Gelenke können sich nur normal entwickeln, wenn sich das Kind regelmäßig bewegt. Durch die Bewegungen werden die Gliedmaßen gewissermaßen modelliert.

Der neugeborene Säugling steht unter dem Einfluss von subkortikalen Kernen. Aufgrund dessen hat der Säugling nur rudimentäre Bewegungsmuster (siehe Tab. 3.2) zur Verfügung. Mit zunehmender Gehirnreifung, vor allem der Großhirnrinde, werden diese Muster gehemmt. Die motorische Entwicklung vollzieht sich deshalb von kranial nach caudal. Einige Reflexe sind Lebensnotwendig (z. B. Würgereflex).

Eine präzise einheitliche Definition für den Begriff Entwicklung gibt es nicht. Entwicklung umfasst die Zeitspanne von der Erzeugung bis zum Tod.

Das s.g. Stufenmodell (Abb. 3.1) ist eine alte Vorstellung von Entwicklung, sie sagt, dass Entwicklung:

- Irreversibilität: Abfolge dieser Schritte ist nicht umkehrbar
- Unidirektionalität: Veränderungen verlaufen in eine Richtung, Ausrichtung auf einen bestimmten Endzustand oder ein Endziel
- Universalität: relativ identischer Verlauf der Veränderungsprozesse für alle Individuen, nur Entwicklungsgeschwindigkeit variiert sind.

**Tab. 3.2** Reflexe und motorisches Verhalten Schwangerschaft. (Eigene Darstellung in Anlehnung n. Flehmig)

| | Tage | | | Monate | | | | | | | | | | | | |
|---|---|---|---|---|---|---|---|---|---|---|---|---|---|---|---|---|
| | 1 | 2 | 3 | 1 | 2 | 3 | 4 | 5 | 6 | 7 | 8 | 9 | 10 | 11 | 12 | > |
| Magnetreflex | | | | | | | | | | | | | | | | |
| Schreitreflex | | | | | | | | | | | | | | | | |
| Placing-Reaktion | | | | | | | | | | | | | | | | |
| Galant-Reflex | | | | | | | | | | | | | | | | |
| Glabellarreflex | | | | | | | | | | | | | | | | |
| Puppenaugenphänomen | | | | | | | | | | | | | | | | |
| Halsstellreaktion | | | | | | | | | | | | | | | | |
| Moro-Reflex 1. und 2. Phase | | | | | | | | | | | | | | | | |
| Bauer Reaktion | | | | | | | | | | | | | | | | |
| Tonischer Labyrinthreflex | | | | | | | | | | | | | | | | |
| Asymmetrischer tonischer Nackenreflex | | | | | | | | | | | | | | | | |
| Greifreflex palmar | | | | | | | | | | | | | | | | |
| Greifreflex plantar | | | | | | | | | | | | | | | | |
| Labyrinthstellreflex | | | | | | | | | | | | | | | | |
| Seitlagerreaktion | | | | | | | | | | | | | | | | |
| Landau Reaktion | | | | | | | | | | | | | | | | |
| Stellreaktion | | | | | | | | | | | | | | | | |
| Kopfheben aus Rückenlage | | | | | | | | | | | | | | | | |

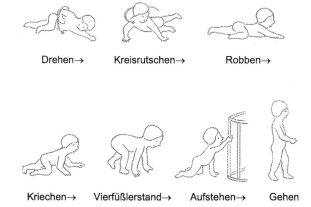

Drehen→  Kreisrutschen→  Robben→

Kriechen→  Vierfüßlerstand→  Aufstehen→  Gehen

**Abb. 3.1** Alte Vorstellung der grobmotorischen Entwicklung im ersten Lebensjahr. (Eigene Darstellung an Anlehnung n. Largo)

Die neue Vorstellung von Entwicklung (Abb. 3.2) sieht heute so aus:

- Entwicklung verläuft nicht linear, Sprünge zwischen den Stufen bilden keine Ausnahme
- Zum Beispiel lernt ein Teil von Kindern das freie Laufen ohne voran gegangene Entwicklungsschritte des flüssigen Krabbelns durchlaufen zu haben

Zu welchem Zeitpunkt die grobmotorische Entwicklung auftritt bis zum sicheren Gehen zeigt die Tab. 3.3 und die Abb. 3.3

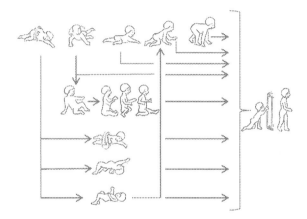

**Abb. 3.2** Neue Vorstellung der grobmotorischen Entwicklung im ersten Lebensjahr. (Eigene Darstellung in Anlehnung n. Largo)

Entwicklung sollte somit weder als ausschließliches Korrelat genetisch determinierter neurobiologischer Reifungsvorgänge, noch als einziges Ergebnis der Stimulation durch die Umwelt verstanden werden.

Um eine Orientierung zu bekommen, was ein Kind in welchem Alter können sollte, helfen s.g. Entwicklungstabellen (siehe Tab. 3.4).

**Tab. 3.3** Zeitliches Auftreten der grobmotorischen Entwicklung. (Eigene Darstellung in Anlehnung n. Largo)

| Alter (Monate) | 0 | 1 | 2 | 3 | 4 | 5 | 6 | 7 | 8 | 9 | 10 | 11 | 12 | 13 | 14 | 15 | 16 | 17 | 18 | 19 | 20 |
|---|---|---|---|---|---|---|---|---|---|---|---|---|---|---|---|---|---|---|---|---|---|
| Dreht sich zur Seite | | | ▓ | ▓ | ▓ | | | | | | | | | | | | | | | | |
| Dreht sich auf den Bauch | | | | | | ▓ | ▓ | ▓ | | | | | | | | | | | | | |
| Dreht sich auf den Rücken | | | | | | ▓ | ▓ | ▓ | | | | | | | | | | | | | |
| Robbt | | | | | | | | ▓ | ▓ | ▓ | | | | | | | | | | | |
| Kriecht | | | | | | | | | ▓ | ▓ | ▓ | ▓ | | | | | | | | | |
| Setzt sich auf | | | | | | | ▓ | ▓ | ▓ | ▓ | | | | | | | | | | | |
| Steht auf | | | | | | | | ▓ | ▓ | ▓ | ▓ | | | | | | | | | | |
| Geht an Möbeln lang | | | | | | | | | ▓ | ▓ | ▓ | ▓ | ▓ | | | | | | | | |
| Geht frei | | | | | | | | | | | ▓ | ▓ | ▓ | ▓ | ▓ | ▓ | | | | | |
| Geht sicher | | | | | | | | | | | | | ▓ | ▓ | ▓ | ▓ | ▓ | ▓ | ▓ | | |

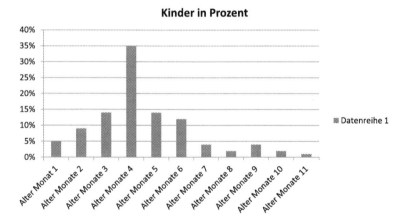

**Abb. 3.3** Zeitliches Auftreten des freien Gehens. (Eigene Darstellung in Anlehnung n. Largo)

## 3.1 Hypothetisch-deduktives Clinical Reasoning bei grobmotorischen Störungen

**Pre-Assessment-Image**

Im Pre-Assessment-Image haben wir drei Beobachtungskriterien:

a) Name
b) Alter
c) Diagnose

**Tab. 3.4** Grobmotorische Entwicklung der ersten 4 Lebensjahre. (Eigene Darstellung in Anlehnung n. Kiphard)

| Alter | M | Entwicklung |
|---|---|---|
| 6 Mon. | 1 | Kopfheben in Bauchlage |
| ½ Jahr | 1 | Fußstöße gegen Druck |
| | 2 | 5 Sek. Kopfkontrolle wenn auf dem Arm gehalten |
| | 2 | Gleichseitig kräftiges Strampeln der Beine |
| | 3 | Unterarmstütz mit gestrecktem Hüftgelenk in Bauchlage |
| | 3 | Aktivität beim Baden |
| | 4 | Kurzzeitig gerader Rücken bei unterstütztem Sitzen |
| | 4 | Schwimmähnliche Arm- und Beinbewegungen in Bauchlage |
| | 5 | Handstütz in Bauchlage |
| | 5 | Rollen aus der Bauchlage auf den Rücken |
| | 6 | Anhebung Kopf und Schultern in Rückenlage |
| | 6 | Zieht sich zum Sitz |
| 12 Mon. | 7 | Beine tragen Körper bei Gleichgewichtsunterstützung |
| 1 Jahr | 7 | Auf- und Abfedern bei unterstütztem Stand |
| | 8 | Vierfüßlerstand |
| | 8 | Rollen aus der Rückenlage auf den Bauch |
| | 9 | 1 Min. Sitzen unter Abstützen mit den Händen |
| | 9 | Robben auf dem Bauch |
| | 10 | Zieht sich an Gegenständen in den Stand |
| | 10 | ½ Min. Stehen an Gegenständen |
| | 11 | Sitzt längere Zeit im Stuhl |
| | 11 | Setzt sich alleine auf und sitzt frei |
| | 12 | 10 Sek. knien in aufrechter Haltung unter Streckung der Hüfte |
| | 12 | Krabbelt allein |
| 18 Mon. | 13 | Geht mit Halt an Gegenständen |
| 1½ Jahre | 14 | Schiebt Kinderwagen |
| | 15 | 10 Sek. alleine Stehen ohne Gleichgewicht zu verlieren |
| | 15 | 10 Schritte alleine Gehen ohne Fallen |
| | 16 | Aufheben von Gegenständen aus dem Stand durch Bücken |
| | 17 | Aufstehen ohne Hilfe |
| | 18 | Treppenkrabbeln auf- und abwärts |
| 24 Mon. | 19 | Aufheben von Gegenständen aus dem Stand durch Hocken |
| 2 Jahre | 20 | 5 m Rennen ohne Fallen |
| | 21 | 5 Schritte Rückwerts Gehen ohne Fallen |
| | 22 | Treppauf-Gehen mit Festhalten an Geländer |
| | 23 | Stand auf Stuhl mit Festhalten an Lehne, ersteigt Stuhl |
| | 24 | Fußballstoß ohne Fallen |

(Fortsetzung)

**Tab. 3.4** (Fortsetzung)

| Alter | M | Entwicklung |
|---|---|---|
| 30 Mon. | 25 | 10 Sek. Spielen in tiefer Hockstellung |
| 2½ Jahre | 26 | Treppauf-Gehen, frei und nachgesetzt |
| | 27 | Treppab-Gehen mit Festhalten an Geländer |
| | 28 | 3 Leitersprossen ohne Hilfe ersteigen |
| | 29 | Geht balancesicher (Arme herunterhängend) |
| | 30 | Beidbeinsprung am Boden |
| 36 Mon. | 31 | 3 m Gehen auf Zehenballen |
| 3 Jahre | 32 | Treppab-Gehen, frei und nachgesetzt |
| | 33 | 10 Sek. Fußschlussstand, Augen zu und Arme herunterhängend |
| | 34 | 15 m Rennen ohne Fallen |
| | 35 | Anlaufsprung (einbeinig) über Strich |
| | 36 | Beidbeinsprung von Treppe |
| 42 Mon. | 37 | Fährt flüssig und unter Lenken Dreirad oder Gokart |
| 3½ Jahre | 38 | Kickt Ballon zweimal hintereinander in die Luft |
| | 39 | 3 m Tragen eines Wasserglases (1 cm unter Rand gefüllt) ohne ver- |
| | 40 | schütten |
| | 41 | 3-m-Streifen entlanggehen ohne gröbere Abweichungen |
| | 42 | Beidbeinsprung über Hindernis (20 cm breit, 5 cm hoch) |
| | | Treppauf-Gehen, alternierend ohne Hilfestellung |
| 48 Mon. | 43 | Gehen mit Armgegenschwung |
| 4 Jahre | 44 | 2 Sek. Einbeinstand, je Bein |
| | 45 | Abspringen aus dem Einbeinstand (Kind wählt das Bein) |
| | 46 | 5 fortlaufende Schlusssprünge |
| | 47 | Schlusssprung von Couch |
| | 48 | Treppab-Gehen, alternierend ohne Hilfestellung |

**Zu a.: Name und Geschlecht**

Der Name gibt einen Hinweis auf das Geschlecht des Kindes. Somit lässt sich schnell einordnen ob die gestellte Diagnose noch differenziert überprüft werden muss oder nicht. 5 – 10 % der Kinder haben Probleme mit der Grobmotorik. Jungen sind doppelt so häufig auffällig wie Mädchen.

**Zu b.: Alter**

Das Alter gibt zum einen an, wo das Kind in seiner grobmotorischen Entwicklung steht müsste und zum anderen in welchen Institutionen (z. B. Kiga/Schule) es sein könnte. Dies hilft uns einzuordnen, woher das Problem kommen und wie gravierend es sein könnte.

**Zu c.: Diagnostik**

In der ICD-10 finden sich nur wenig Hinweise zu der grobmotorischen Störung. Dies lässt darauf schließen, dass für diesen Bereich noch mehr Forschung betrieben werden muss.

Die grobmotorischen Störungen sind in der ICD-10 allgemein unter der F82.- umschriebene Entwicklungsstörungen der motorischen Funktionen sparsam erklärt: Hier wird von einer Entwicklungsbeeinträchtigung der motorischen Koordination gesprochen. Unter der Schlüsselnummer F82.1 umschriebenen Entwicklungsstörungen der Grobmotorik finden wir keinerlei Hinweise.

Das multiaxiale Klassifikationsschema für psychische Störungen im Kindes- und Jugendalter hat in der F82.- umschrieben Entwicklungsstörungen der motorischen Funktionen folgende Inhalte weiterentwickelt:

- Schwerwiegende Beeinträchtigung der Entwicklung der motorischen Koordination
- Motorische Ungeschicklichkeit
- Leistungsbeeinträchtigungen bei visuell-räumlichen Aufgaben
- Die motorische Koordination des Kindes bei grobmotorischen Aufgaben muss deutlich unterhalb des Niveaus liegen, welches aufgrund des Alters und der allgemeinen Intelligenz zu erwarten ist
- Die Koordinationsschwierigkeiten sollten frühzeitig in der Entwicklung vorhanden gewesen sein (d. h. sie dürfen keine erworbenes Defizit darstellen) und sie dürfen nicht direkte Auswirkungen von Seh- und Hörfehlern oder von diagnostizierbaren neurologischen Störungen sein

Auch unter der F82.0 (umschriebene Entwicklungsstörungen der Grobmotorik) gibt es mehr Hinweise um dieses Krankheitsbild zu verschlüsseln:

- Läuft langsam und unsicher
- Hüpft langsam und unsicher
- Geht Treppen langsam und unsicher
- Stolpert häufig
- Fällt häufig über Hindernisse

- Schwierigkeiten beim Werfen von Bällen
- Schwierigkeiten beim Fangen von Bällen
- Schwierigkeiten beim Ballspielen
- Schwierigkeiten beim Klettern
- Die Sehnenreflexe können seitengleich, verstärkt oder abgeschwächt sein

Hinzu kommen noch 4 diagnostische Kriterien:

a) Ein Wert in einem standardisierten Test für fein- und grobmotorische Koordination, der mindestens zwei Standardabweichungen unterhalb des Niveaus liegt, das aufgrund des chronologischen Alters des Kindes zu erwarten wäre.
b) Die unter a. beschriebene Störung behindert eine Schulausbildung oder alltägliche Tätigkeiten.
c) Keine neurologische diagnostizierbare Störung.
d) Häufigstes Ausschlusskriterium: Nonverbaler IQ unter 70 in einem standardisierten Test.

Die erste Arbeitshypothese könnte dann wie folgt aussehen: „Hat dieses Kind eine grobmotorische Störung?"

**Cue Acquisition**
Bei der Cue Acquisition haben wir drei Beobachtungskriterien:

a) Befragung
b) Beobachtung
c) Untersuchung

**Zu a.: Befragung**
Die Befragung erfolgt in 2 Schritten:

1. Qualitativ: Narratives Interview und COPM- Bogen (siehe Anhang 1)
2. Quantitativ: Fragebogen Grobmotorik n. ICD-10 (siehe Anhang 2)

**Zu b.: Beobachtung**
Schwerpunkt Grobmotorik n. dem Multiaxialen Klassifikationsschema (Inkl.)

- Läuft langsam und unsicher
- Hüpft langsam und unsicher
- Geht Treppen langsam und unsicher

- Stolpert häufig
- Fällt häufig über Hindernisse
- Schwierigkeiten beim Werfen von Bällen
- Schwierigkeiten beim Fangen von Bällen
- Schwierigkeiten beim Ballspielen
- Schwierigkeiten beim Klettern
- Die Sehnenreflexe können seitengleich, verstärkt oder abgeschwächt sein

Weiter Beobachtungen (Exkl.) könnten sein:

- Tonus (tonische Beugung und Streckung)
- Lateralflexion
- Rotation
- Alternation obere und untere Extremität
- Alternation rechte und linke Körperhälfte
- Gleichgewicht und Gleichgewichtsreaktionen
- Stützreaktion
- Occulare Kontrolle
- Bilaterale Integration
- Sequenzierung

**Zu c.: Untersuchung**
Das multiaxiale Klassifikationsschema bietet an folgende Fachbereiche hinzuziehen:

- Ausschluss Sehstörungen      Facharzt Augenheilkunde
- Ausschluss neurologische Störung      Facharzt für Neurologie
- Nonverbaler IQ>70      Facharzt Kinder- und Jugendpsychiatrie

**Hypothesenbildung**
Nehmen wir einmal an, aus den vorher gesammelten Daten haben sich drei Merkmale herauskristallisiert, dann könnten die Hypothesen wie folgt aussehen:

**Hypothese 1: Grobmotorik**

- **„Immer wenn** das Kind Bälle fängt, **dann** greift es daneben".

**These**

- Das Kind hat Schwierigkeiten mit der grobmotorischen Praxie.

**Antithese**

• Das hat Kind keine Schwierigkeiten mit der grobmotorischen Praxie.

**Hypothese 2: Grobmotorik**

• „**Immer wenn** das Kind Bälle fängt, **dann** greift es daneben".

**These:**

• Das Kind hat Schwierigkeiten mit der bilateralen Koordination der o.E.

**Antithese**

• Das hat Kind keine Schwierigkeiten mit der bilateralen Koordination der o.e.

**Hypothese 3: Grobmotorik**

• „**Immer wenn** das Kind über Hindernisse steigt, **dann** fällt es hin"

**These**

• Das Kind hat Schwierigkeiten mit dem Gleichgewicht.

**Antithese**

• Das hat Kind keine Schwierigkeiten mit dem Gleichgewicht.

**Cue Interpretation**
In diesem Schritt des hypothetisch-deduktiven Clinical Reasoning erfolgt der Einsatz von standardisierten Testverfahren, zur Überprüfung der Hypothesen.

**Hypothese 1**
Testverfahren: Movement Assessment Battery for Children – Second Edition (M-ABC-2) Subtests:

• Ballfertigkeiten 1
• Ballfertigkeiten 2

Testverfahren: Sensory Integration and Praxis Tests (SIPT) Subtests:

- Postural Praxis
- Bilateral Motor Coordination
- Sequencing Praxis
- Kinesthesia

**Hypothese 2**
Testverfahren: Sensory Integration and Praxis Tests (SIPT) Subtests:

- Bilateral Motor Coordination

**Hypothese 3**
Testverfahren: Movement Assessment Battery for Children – Second Edition
(M-ABC-2) Subtests:

- Balance 1 Statisch
- Balance 2 Dynamisch
- Balance 3 Dynamisch

Testverfahren: Sensory Integration and Praxis Tests (SIPT) Subtests:

- Standing an Walking Balance
- Postrotary Nystagmus

**Hypothesenevaluation**
Im fünften Schritt des hypothetisch-deduktiven Clinical Reasonings werden
die Testverfahren ausgewertet. Anschließend verglichen mit der Norm. Die
Abweichung zur Norm sollte mindesten zwei Standardabweichen betragen.
Danach werden die standardisierten Ergebnisse mit der Anamnese, den
Beobachtungen und den Untersuchungen in Relation gebracht.

**Festlegen einer therapeutischen Diagnose**
Im letzten Schritt wird die therapeutische Diagnose festgelegt. Sie ist auch gleichzusetzen mit einer therapeutischen Intervention. Diese könnte für die **Hypothese 3**
n. Hollenweger und Kraus de Carmargo (2013) wie folgt aussehen:

**b235 Vestibuläre Funktion**
**b2351.4 Gleichgewichtssinn**

Sinnesfunktionen des Innenohrs, die die Feststellung des Körpergleich-
gewichts betreffen.

**b235 Vestibuläre Funktion**
**b2352.4 Vestibulärer Bewegungssinn**
Sinnesfunktionen des Innenohrs, die die Feststellung der Körperbewegung im
Raum betreffen, einschließlich Richtung und Gleichgewicht.

**d450 Partizipation: Gehen und sich fortbewegen**
**d4502.4414 Auf unterschiedlichen Oberflächen gehen**
Auf ansteigenden der abfallenden, unebenen oder sich bewegenden Oberflächen
zu gehen, wie auf Gras, Kies, Eis oder Schnee gehen, oder auf einem Schiff, in
einem Zug oder einem anderen Fahrzeug gehen.

**Umweltfaktoren: Grobmotorik**
**e 355. + 4 Fachleute der Gesundheitsberufe**
Alle Dienstleistungserbringer, die im Gesundheitssystem arbeiten, wie Ärzte,
Pflegekräfte, **Physiotherapeuten,** Ergotherapeuten, Sprachtherapeuten, Audiologen, Hersteller von Orthesen und Prothesen, Sozialarbeiter im Gesundheitswesen.

**Umweltfaktoren: Grobmotorik**
**e 330.4 Autoritätspersonen**
Personen mit Entscheidungsverantwortung für andere, die infolge ihrer sozialen,
ökonomischen, kulturellen oder religiösen Rollen in der Gesellschaft sozial
definierten Einfluss oder Befugnisse haben, wie **Lehrer,** Arbeitgeber, Supervisoren, religiöse Führer, Vertreter im Amt, Vormund, Treuhänder.

**Indikation**
Bei einer Entwicklungsstörung muss der Indikationsschlüssel PS1 und die
Diagnose F82.1 gewählt werden.
Die vorrangigen Heilmittel für den PS1-Schlüssel sind die:

- A1. Psychisch-funktionelle Behandlung
- A2. Neuropsychologische Behandlung

Das optionale Heilmittel ist die:

- B. Sensomtorisch-perzeptive Behandlung

Für die drei gewählten Hypothesen müssen wir das optionale Heilmittel, die sensomotorisch-perzeptive Behandlung als Indikation wählen, diese wird u. a. bei Funktionsstörungen:

- In der Körperhaltung, Körperbewegung und Koordination
- In der Wahrnehmung und Wahrnehmungsverarbeitung
- In den manuellen Tätigkeiten (Praxie)
- Im psychomotorischen Tempo und in der Qualität

Die therapeutische Wirkung sollte eine Verbesserung dieser Funktionen sein. In diesem Fall die Verbesserung der Grobmotorik, der bilateralen Koordination und der Gleichgewichtsfunktionen.

Die therapeutischen Ziele müssen immer im Kontext des Kindes betrachtet werden.

- Verbesserung der Beweglichkeit und Fortbewegung
- Verbesserung der Alltagsbewältigung

Es gibt eine Vielzahl von Therapien wie man das Kind behandeln kann. Der Alltag bietet die besten Voraussetzungen um die nachfolgend genannten Therapiemethoden mit einzubeziehen.

## 3.2    Interventionsbeispiele bei grobmotorischen Störungen

Als Grundlage einer Therapie dienen die im Vorfeld bestätigten Hypothesen. Je differenzierter die Hypothese, desto effizienter die Therapie. Oftmals werden Thesen behandelt wie z. B.: Das Kind hat eine grobmotorische Störung. Hier wissen wir überhaupt nicht wo wir anfangen sollen zu intervenieren. Es kann nicht zielführend sein, dass man irgendwo anfängt zu behandeln, um dann zu schauen ob die eingesetzte Therapie einen Effekt hat.

**Hypothese 1: Grobmotorische Praxie**
**1. Therapie einfache Entwicklungsdyspraxie**
Da projizierte Bewegungssequenzen im Voraus geplant werden müssen, sind sie feedforward abhängig. Wichtig ist hier die zeitliche Komponente einer Bewegung. Meist hat das Kind Schwierigkeiten damit, Aktivitäten durchzuführen, bei denen es sich entweder selber bewegen muss (ein Seil loslassen

während er schaukelt) oder sich das Ziel bewegt (einen Ball fangen). Gewählt werden sollten einfache Hüpf- und Sprungspiele, sowie Schlag-, Wurf- und Fangspiele; also Handlungsabfolgen die kurze Bewegungssequenzen haben. Folgende Materialien lassen sich im Rahmen der Behandlung einer Beeinträchtigung der Sequenzierungsstörung einsetzen:

• Aktivitäten, die leichte einzelne Bewegungen erfordern
• Aktivitäten, die komplexere Bewegungsabläufe fordern
• Aktivitäten mit Ganzkörperbewegungen
• Aktivitäten, die Bewegungen erfordern, bei denen bestimmte Körperteile relativ viel und andere dafür gar nicht bewegt werden
• Aktivitäten, die relativ viele feedbackabhängige Bewegungen beinhalten

**2. Therapie schwere Entwicklungsdyspraxie**
Die schwere Somatdysopraxie ist ein Teil der Entwicklungsdyspraxie; hier im grobmotorischen Bereich. Sie ist eine kombinierte Störung aus einer mangelnden Fähigkeit feedforward abhängige und feedback abhängige Handlungen zu erzeugen und zu planen. Da diese Störung auch auf einer strukturell höheren Region im Gehirn liegt, ist nicht immer eine Dysfunktion im taktil- kinästhetischen Bereich die Ursache. Es kann sich auch um eine niedrige bis schwerste Intelligenzminderung handeln. Während der Behandlung sind folgende unterstützende Maßnahmen wichtig:

• Verbale Anweisungen
• Viel Feedback
• Eine hohe Anzahl körperlicher Hilfestellung
• Bekanntes mit Unbekanntem kombinieren
• Parallelen zum Alltag aufzeigen

**Hypothese 2: Bilaterale Integration**
Die Störung der Köperkoordination kann entweder die rechte und linke Körperhälfte und/oder die obere und untere Extremität betreffen. Die sensorische Integrationstherapie spricht hier von einer Bilateralen Integrations- und Sequenzierungsstörung. Da diese Störung auf einer höheren strukturellen Ebene im Gehirn liegt, ist nicht immer eine postural-occulare Bewegungsstörung die Ursache. Oft können Speicherschwierigkeiten und dadurch mangelndes Wiederholen von Aktivitäten, sprich trainieren von Bewegungen, die Ursache sein. Voraussetzung für eine gute Körperkoordination ist, dass wir immer eine leitende oder dynamische und eine assistierende stabile Körperhälfte vorhanden ist.

Folgende grundlegende Bewegungen sollten im Rahmen der Behandlung einer Beeinträchtigung der bilateralen Integrationsstörung beherrscht werden:

**Symmetrische bilaterale Bewegungen**

• Bsp. Vor- und Rückwärtsschaukeln mit Hilfe von Seilen

**Einzelne sequenzierte bilaterale Bewegungen**

• Bsp. seitliches Hin- und Herschaukeln mit Hilfe von Seilen

**Hypothese 3: Gleichgewicht**

Die Störung der Haltungs- und Bewegungskontrolle (die sensorische Integrationstherapie spricht hier von einer postural-occuläre Bewegungsstörung) entsteht hauptsächlich durch eine cerebrale Parese. Hier ist der Schwergrad der Parese entscheidend für die Behandlung. S.g. „soft signs" (früher Minimale Cerebrale Dysfunktion = MCD/heute Minimale Cerbral Paresen = MCP) können sehr gut mit der sensorischen Integrationstherapie behandelt werden.

Stellreaktionen helfen uns, bestimmte Körperhaltungen einzunehmen bzw. wieder aufzunehmen. Gleichgewichtsreaktionen ermöglichen uns, bestimmte Haltungen beizubehalten, wenn unser Körper oder die Fläche auf der wir uns befinden in Bewegung gerät. Deshalb sollten zuerst Körperpositionen gewählt werden, die eine große Auflagefläche bieten; von der Bauchlage zum Stand. Außerdem sollten zuerst Untergründe gewählt werden, die sich langsam bewegen und dann immer schneller und unsicherer werden. Wichtig ist zu wissen, dass phasische Tonisierung statische Tonisierung aufhebt. Das ist logisch, denn was nutz ein statischer Tonus, wenn man schnell mit dem Gleichgewicht reagieren muss.

**Evidenz-basierte Therapie**

Die o.g. Therapiemethoden wurden aufgrund der Fachschulausbildung in Deutschland nicht wissenschaftlich überprüft, es gibt vereinzelte ausländische Nachweise über Effekte der Methoden. Allerdings liegt der Jadad-Score hier bei -2 Punkte. Die Evidenz lässt sich hier bei Level 4 einordnen.

**Funktionstraining, Partizipation und Umweltfaktoren**

• Funktionstraining, Partizipation und Umweltfaktoren lassen sich nicht zu trennen.
• Die Verbesserung der Funktionen erreichen wir mit Trainingstherapien unter Einbezug von Alltagssequenzen und den beteiligten Personen.

- Die Leistungsfähigkeit mit und ohne Assistenten/Hilfsmittel ermöglichen es dem Patienten das Eingebundensein zu erleichtern und bieten eine schnelle Kompensationshilfe, damit sich das Kind besser in der Umwelt zurechtfindet.

Um das Eingebundensein zu erleichtern, sollten folgende Empfehlungen gegeben werden:

1. Aufklärung aller Beteiligten über das Krankheitsbild
2. Hilfsmittel anbieten (z. B. spezielle Sportarten)
3. Assistenten an die Seite stellen (Ergo-, Physiotherapeuten, Sonderpädagogen etc.)

**Therapieziele überprüfen**

- Retest: Nur die Subtests die 2 Standardwerte unterhalb dem Leistungsniveau liegen
- Abschlussgespräch mit den Eltern (Performance und Grad der Zufriedenheit mit COPM-Bogen erfassen)
- Selten wird ein Kind symptomlos aus der Therapie entlassen (das Gehirn braucht 3–4 Monate Zeit für die Vernetzung der Alltagsintegration)

# Feinmotorik

4

Feinmotorik bezeichnet die gezielte und koordinierte Bewegung, die vor allem in der Handgeschicklichkeit zum Ausdruck kommt. Der Handgeschicklichkeit werden verschiedene Teilbereiche zugeordnet wie Hand- und Fingerkraft, Hand- und Fingergeschicklichkeit, visuomotorische Koordination (Auge-Hand-Koordination Zielgenauigkeit und exakte Einzelbewegungen eines Körperteiles). Die Prävalenz liegt bei 3–6 %. Jungen sind doppelt so häufig betroffen wie Mädchen. Trotz der feinmotorischen Schwierigkeiten haben Kinder mit feinmotorischen Störungen eine günstige Prognose für den Schulerfolg und zeigen keine schlechten Schulleistungen. Um eine Orientierung zu bekommen, was ein Kind in welchem Alter können sollte, helfen s.g. Entwicklungstabellen (siehe Tab. 4.1).

## 4.1 Hypothetisch-deduktives Clinical Reasoning bei grobmotorischen Störungen

Der Aufbau der therapeutischen Diagnose erfolgt über das hypothetisch-deduktive Clinical Reasoning unter Einbezug verschiedener Modelle.

**Pre-Assessment-Image**
Beim Pre-Assessment-Image haben wir drei Beobachtungskriterien:

a) Name
b) Alter
c) Diagnose

**Tab. 4.1**  Feinmotorische Entwicklung der ersten 4 Lebensjahre. (Eigene Darstellung in Anlehnung n. Kiphard)

| Alter | M | Entwicklung |
|---|---|---|
| 6 Mon.<br>½ Jahr | 1<br>2<br>3<br>4<br>5<br>6 | Faustgriff um Objekt<br>Armbeuge und -streckbewegung, symmetrisch<br>Zupfen und Ziehen an Stoffen<br>Hände vor dem Körper zusammenbringen und damit Spielen<br>Greifen in Richtung eines Objekts<br>Gegenstände in den Mund Stecken |
| 12 Mon.<br>1 Jahr | 7<br>8<br>9<br>10<br>11<br>12 | Ergreifen und Loslassen von Gegenständen<br>Ergreifen von zwei Gegenständen mit beiden Händen<br>Geben von Gegenständen von Hand zu Hand<br>Untersuchung von Gegenständen durch Befühlen und Wenden<br>Erzeugung von Geräuschen durch Schütteln<br>Pinzettengriff |
| 18 Mon.<br>1½ Jahre | 13<br>14<br>15<br>16<br>17<br>18 | Schlagen von Gegenständen gegeneinander<br>Aus- und Einräumen von kleinen Gegenständen (min. 3 von 5)<br>Zeigen mit Zeigefinger<br>Wegwerfen von Gegenständen mit beiden Händen<br>Trinken aus einem Becher<br>Auspacken von eingewickelten Gegenständen |
| 24 Mon.<br>2 Jahre | 19<br>20<br>21<br>22<br>23<br>24 | Aufstecken von zwei Scheiben auf einen Stab<br>Bauen eines Turms aus zwei Würfeln<br>Öffnen eines Reißverschlusses<br>Werfen einer Perle in eine Flasche<br>Kritzeln auf Papier (Striche, eckige Formen)<br>Ausziehen eines Kleidungsstücks |
| 30 Mon.<br>2½ Jahre | 25<br>26<br>27<br>28<br>29<br>30 | Umblättern von zwei einzelnen Buchseiten<br>Stecken eines Stockes in ein Rohr<br>Auskippen einer Perle aus einer Flasche<br>Einhändiges Überkopf-Werfen eines Balles<br>Essen mit Löffel<br>Bauen eines Turmes aus vier Würfeln |
| 36 Mon.<br>3 Jahre | 31<br>32<br>33<br>34<br>35<br>36 | Stecken einer Kette in ein Rohr<br>Auffädeln von zwei mittelgroßen Perlen auf einen Kupferdraht<br>Holen eines Gegenstandes mit Hilfe von einem Rechen<br>Falten von Papier<br>Gießen eines halbvollen Bechers in einen Leeren<br>Malen von Rundformen |

(Fortsetzung)

**Tab. 4.1** (Fortsetzung)

| Alter | M | Entwicklung |
|---|---|---|
| 42 Mon. | 37 | Anziehen eines Kleidungsstückes |
| 3½ Jahre | 38 | Öffnen einer Streichholzschachtel |
| | 39 | Aufwickeln eines Bonbons |
| | 40 | Bauen eines Turms aus 8 Würfeln |
| | 41 | Abzeichnen eines geschlossenen Kreises |
| | 42 | Halten eines Stiftes im Drei-Punkt-Griff |
| 48 Mon. | 43 | Waschen (mit Seife) und Trockenen der Hände |
| 4 Jahre | 44 | Öffnen von Schraubverschlüssen bzw. Schlüsseldrehen |
| | 45 | Kneten einer Kugel und einer Schlange |
| | 46 | Verbinden zweier Punkte durch eine gerade Linie |
| | 47 | Auf- und Zuknöpfen eines Knopfes |
| | 48 | Durchschneiden eines schmalen Papierstreifens mit einer Schere |

**Zu a.: Name und Geschlecht**

Der Name gibt einen Hinweis auf das Geschlecht des Kindes. Somit lässt sich schnell einordnen ob die gestellte Diagnose noch differenziert überprüft werden muss oder nicht. 3–6 % der Kinder haben Probleme mit der Feinmotorik. Jungen sind doppelt so häufig auffällig wie Mädchen.

**Zu b.: Alter**

Das Alter gibt uns zum einen an, wo das Kind in seiner feinmotorischen Entwicklung stehen müsste und zum anderen in welchen Institutionen (z. B. Kiga) es sein könnte. Dies hilft uns einzuordnen, woher das Problem kommen und wie gravierend es sein könnte.

**Zu c.: Diagnose**

In der ICD-10 und dem Multiaxialen Klassifikationsschema der Kinder- und Jugendpsychiatrie finden sich nur wenig Hinweise zu der feinmotorischen Störung. Dies lässt darauf schließen, dass für diesen Bereich noch mehr Forschung betrieben werden muss.

Die feinmotorischen Störungen sind in der ICD-10 allgemein unter der F82.- umschriebene Entwicklungsstörungen der motorischen Funktionen sparsam erklärt: Hier wird von einer Entwicklungsbeeinträchtigung der motorischen Koordination gesprochen. Unter der Schlüsselnummer F82.1 umschriebene Entwicklungsstörungen der Fein- und Graphomotorik finden wir keinerlei Hinweise.

Das multiaxiale Klassifikationsschema für psychische Störungen im Kindes- und Jugendalter hat in der F82.- umschriebene Entwicklungsstörungen der motorischen Funktionen folgende Inhalte weiterentwickelt:

- Schwerwiegende Beeinträchtigung der Entwicklung der motorischen Koordination
- Motorische Ungeschicklichkeit
- Leistungsbeeinträchtigungen bei visuell-räumlichen Aufgaben
- Die motorische Koordination des Kindes bei feinmotorischen Aufgaben muss deutlich unterhalb des Niveaus liegen, welches aufgrund des Alters und der allgemeinen Intelligenz zu erwarten ist
- Die Koordinationsschwierigkeiten sollten frühzeitig in der Entwicklung vorhanden gewesen sein (d. h. sie dürfen keine erworbenes Defizit darstellen) und sie dürfen nicht direkte Auswirkungen von Seh- und Hörfehlern oder von diagnostizierbaren neurologischen Störungen sein

Auch unter der F82.1 (umschrieben Entwicklungsstörungen der Fein- und Graphomotorik) gibt es mehr Hinweise um dieses Krankheitsbild zu verschlüsseln:

- Schwierigkeiten im Erlernen von Schuhbinden
- Schwierigkeiten beim Auf- und Zuknöpfen
- Lassen häufig Sachen fallen
- Die Sehnenreflexe können seitengleich, verstärkt oder abgeschwächt sein
- Können schlecht Puzzle legen
- Können schlecht Konstruktionsspiele benutzen
- Können schlecht Modelle bauen

Hinzu kommen noch 4 diagnostische Kriterien:

a) Ein Wert in einem standardisierten Test für fein motorische Koordination, der mindestens zwei Standardabweichungen unterhalb des Niveaus liegt, das aufgrund des chronologischen Alters des Kindes zu erwarten wäre.
b) Die unter a. beschriebene Störung behindert eine Schulausbildung oder alltägliche Tätigkeiten.
c) Keine neurologische diagnostizierbare Störung.
d) Häufigstes Ausschlusskriterium: Nonverbaler IQ unter 70 in einem standardisierten Test.

Die erste Arbeitshypothese könnte dann wie folgt aussehen: „Hat dieses Kind eine feinmotorische Störung?"

**Cue Acquisition**
Bei der Cue Acquisition haben wir drei Beobachtungskriterien:

a) Befragung
b) Beobachtung
c) Untersuchung

**Zu a.: Befragung**
Die Befragung erfolgt in 2 Schritten:

1. Qualitativ: Narratives Interview und COPM- Bogen (siehe Anhang 1)
2. Quantitativ: Fragebogen Feinmotorik n. ICD-10 (siehe Anhang 2)

**Zu b.: Beobachtung**
Schwerpunkt Feinmotorik n. dem Multiaxialen Klassifikationsschema (Inkl.)

1. Schuhe binden lassen
2. Auf- und zuknöpfen lassen
3. Konstruktionsspiele machen lassen
4. Ausschneiden lassen
5. Umgang mit Spielzeug beobachten
6. Basten lassen
7. Papier falten lassen (z. B. Origami)

Weitere Beobachtungen (Exkl.) könnten sein:

a) Grafomotorik
   Die Grafomotorik kann eine aufbauende Funktion der Feinmotorik sein. Sie sollte festgelegt auf einer Köperseite sein. Die grafomotorische Hand muss nicht zwingend die Arbeitshand sein. Durchaus kann ein s.g. Rechtshänder (Schreibhand), seine Arbeitshand links haben.
b) Taktil-kinästhetische Wahrnehmung
   Aus einer taktil-kinästhetischen Wahrnehmungsstörung kann eine feinmotorische Störung und/oder eine feinmotorische Dyspraxie (feinmotorische Ungeschicklichkeit) entstehen.

c) Praxie

Eine Dyspraxie kann aus einer taktil-kinästhetischen Wahrnehmungs-störung kommen, muss aber nicht. Es kann sich auch um eine Störung höher liegender Hirnstrukturen handeln. Wie eine Störung der Serialität (linke Hemisphäre) oder eine kognitive Intelligenzminderung auf der linken Hirn-hälfte. Auch eine Aufmerksamkeitsstörung kann eine Dyspraxie verursachen. Die Dyspraxie kann also multifunktionelle Ursachen haben.

d) Sitzhaltung

Eine schlechte Sitzhaltung kann die Feinmotorik beeinflussen, muss sie aber nicht zwingend stören.

e) Dissoziationsfähigkeit Schulter-, Ellbogen, Hand- und Fingergelenken

Eine adäquate Dissoziationsfähigkeit der oberen Extremität ist Voraus-setzung für eine gute Feinmotorik. Die Dissoziationsfähigkeit entwickelt sich von proximal nach distal.

f) Hand-Hand Koordination

Die Hand-Hand Koordination ist wichtig für feinmotorische Leistungen. Hier gilt es zu beobachten, welche die Arbeitshand und welche die Haltehand ist

g) Auge-Hand Koordination

Das Auge steuert die Hand und nicht umgekehrt. Eine fließende Okulomotorik sollte die Vorraussetzung sein.

h) Händigkeit

Die Händigkeit spielt keine große Rolle bei feinmotorischen Aktivitäten. Je geschickter beide Hände sind, desto besser für die Alltagsbewältigung. Primär gilt, dass wir eine Arbeitshand und eine Haltehand haben. Die dürfen je nach Geschick auch mal wechseln.

i) Greiffunktionen

Hier sollte darauf geachtet werden ob im Kraftgriff (Kraft- (offener oder geschlossener Zylindergriff), Haken-Affengriff) oder im Präzisionsgriff (Pinzetten-, Zangen-, 3–5 Punkt- oder Schlüsselgriff) gearbeitet wird. Der Pinzettengriff ist die höchste feinmotorische Leistung.

j) Tonus

Der Tonus kann die feinmotorischen Leistungen beeinträchtigen. Bsp. zu fester oder lockerer Griff, schlaffe oder steife Sitzhaltung. Man sollte ana-lysieren, ob das Kind einen Hypo-oder Hypertonus hat.

k) Visuelle Wahrnehmung

80 % unseres Gehirns ist mit der Verarbeitung, Speicherung und Inter-pretation von visuellen Reizen beschäftigt. Es wäre ein therapeutischer Kunstfehler, diese Beobachtung nicht mit einzuschließen.

L) Haus- und Institutionsbesuch

**Zu c.: Untersuchung**

Das multiaxiale Klassifikationsschema bietet an folgende Fachbereiche hinzu-ziehen:

• Ausschluss Sehstörungen  Facharzt Augenheilkunde
• Ausschluss neurologische Störung  Facharzt für Neurologie
• Nonverbaler IQ > 70  Facharzt Kinder- und Jugendpsychiatrie

**Hypothesenbildung**

Nehmen wir einmal an, aus den vorher gesammelten Daten haben sich drei Merkmale herauskristallisiert, dann könnten die Hypothesen wie folgt aussehen:

**Hypothese 1**

• „**Immer wenn** das Kind bastelt, **dann** fallen ihm Gegenstände aus der Hand"

**These**

• Das Kind hat keine variierenden Greifunktionen

**Antithese**

• Das Kind hat variierenden Greifunktionen

**Hypothese 2**

• „**Immer wenn** das Kind bastelt, **dann** fallen ihm Gegenstände aus der Hand"

**These**

• Das Kind hat eine taktile Wahrnehmungsstörung

**Antithese**

• Das Kind hat keine taktile Wahrnehmungsstörung

**Hypothese 3**

• „**Immer wenn** das Kind bastelt, **dann** fallen ihm Gegenstände aus der Hand"

**These**

- Das Kind hat einen Hypotonus

**Antithese**

- Das Kind hat keinen Hypotonus

**Cue Interpretation**
In diesem Schritt des hypothetisch-deduktiven Clinical Reasonings erfolgt der Einsatz von standardisierten Testverfahren, zur Überprüfung der Hypothesen.

**Hypothese 1: Greiffunktionen**
Testverfahren: Movement Assessment Battery for Children – Second Edition (M-ABC-2) Subtests:

- Handgeschicklichkeit 1
- Handgeschicklichkeit 2

**Hypothese 2: Taktile Wahrnehmungsstörung**
Testverfahren: Sensory Integration and Praxis Tests (SIPT) oder Entwicklungstest der Taktil-Kinästhetischen Wahrnehmung (TAKIWA)

**Suptest SIPT**
Manual Form Perception
Kinesthesia
Finger Identification
Graphaesthesia
Localization of Tactile Stimuli

**Subtest Takiwa**
Stereognosie von Objekten
Berührungslokalisation
Zwei-Punkt-Diskrimination
Stereognosie von Objektqualitäten
Uni-/dihaptische Fingeridentifikation
Druckempfindlichkeit
Graphästhesie

## Hypothese 3: Tonus

Sollte diese Hypothese aufgestellt werden, reicht es nicht, das Kind sich aktiv bewegen zu lassen oder durch Positionen den Tonus zu beurteilen (so wie es einige Testverfahren, Screenings oder Beobachtungen handhaben). Auf alle Fälle muss das Kind auch passiv durchbewegt werden. Allerdings besteht immer die Gefahr der subjektiven Interpretation des Therapeuten, ob das Kind Hypo- oder Hyperton ist. Bei der Tonusbeurteilung sollte auf alle Fälle ein Reflexstatus vom Neurologen gemacht werden, denn das Multiaxiale Klassifikationsschema hat hier eine klare Leitlinie: „... Die Sehnenreflexe können seitengleich, verstärkt oder abgeschwächt sein..."

## Test

Reflexstatus beim Neurologen.

## Hypothesenevaluation

Im fünften Schritt des hypothetisch-deduktiven Clinical Reasonings werden die Testverfahren ausgewertet. Anschließend verglichen mit der Norm. Die Abweichung zur Norm sollte mindesten zwei Standardabweichen betragen. Danach werden die standardisierten Ergebnisse mit der Anamnese, den Beobachtungen und den Untersuchungen in Relation gebracht.

## Festlegen einer therapeutischen Diagnose

Im letzten Schritt wird die therapeutische Diagnose festgelegt. Sie ist auch gleichzusetzen mit einer therapeutischen Intervention. Diese könnte für die Hypothesen n. Hollenweger und Kraus de Carmargo (2013) wie folgt aussehen:

## Funktion: Feinmotorik (Greiffunktionen)

b7602.4 Koordination von Willkürbewegungen

Funktionen, die mit der Koordination einfacher oder komplexer Willkürbewegungen, Ausführung von Bewegungen in richtiger Kombination verbunden sind.

## Funktion: Feinmotorik (Taktile Wahrnehmung)

b 1564.4 Taktile Wahrnehmung

Mentale Funktionen, die an der Differenzierung der Beschaffenheit von Oberflächen wie rau oder glatt durch Berührung beteiligt sind.

## Funktion: Feinmotorik (Tonus)

b7356.4 Tonus aller Muskeln des Körpers

Funktionen, die im Zusammenhang mit dem Ruhetonus der Muskeln und aller Muskelgruppen des Körpers und dem Widerstand bei passiver Bewegung stehen.

**Partizipation: Greiffunktion, Tonus und taktile Wahrnehmung**
d 4402.4414 Einen Gegenstand handhaben
Mit Fingern und Händen die Kontrolle über etwas ausüben, es zu dirigieren oder zu führen, wie mit Münzen oder anderen kleinen Gegenständen hantieren, mit der Schere schneiden, einen Schnürsenkel binden, Malbücher ausmalen, Essstäbchen oder Messer und Gabel benutzen.

**Umweltfaktoren: Feinmotorik**
e 355.+4 Fachleute der Gesundheitsberufe
Alle Dienstleistungserbringer, die im Gesundheitssystem arbeiten, wie Ärzte, Pflegekräfte, Physiotherapeuten, **Ergotherapeuten,** Sprachtherapeuten, Audiologen, Hersteller von Orthesen und Prothesen, Sozialarbeiter im Gesundheitswesen.

**Umweltfaktoren: Feinmotorik**
e 330.4 Autoritätspersonen
Personen mit Entscheidungsverantwortung für andere, die infolge ihrer sozialen, ökonomischen, kulturellen oder religiösen Rollen in der Gesellschaft sozial definierten Einfluss oder Befugnisse haben, wie **Lehrer,** Arbeitgeber, Supervisoren, religiöse Führer, Vertreter im Amt, Vormund, Treuhänder.

**Indikation**
Bei einer Entwicklungsstörung muss der Indikationsschlüssel PS1 und die Diagnose F82.1 gewählt werden.
Die vorrangigen Heilmittel für den PS1-Schlüssel sind die:

• A1. Psychisch-funktionelle Behandlung
• A2. Neuropsychologische Behandlung

Das optionale Heilmittel ist die:

• B. Sensomtorisch-perzeptive Behandlung

**Indikation Greiffunktionen und Tonus**

Das vorrangige Heilmittel für die Verbesserung der Greifunktionen und des Tonus wäre eigentlich die motorisch-funktionelle Behandlung. Allerdings haben wir ein Dilemma, wenn es sich um eine umschriebene Entwicklungsstörung handelt. Hier gibt es keine motorisch-funktionelle Behandlung als Heilmittel. Warum eine umschriebene Entwicklungsstörung keine motorisch-funktionelle Behandlung hat, bleibt ein Buch mit sieben Siegeln. Hier sollten die Entwickler des Indikationskatalogs, sich noch einmal die Leitlinien des multiaxialen Klassifikationsschema anschauen. Umschriebene Entwicklungsstörungen können ganz klar auch nur motorisch-funktionelle Störungen haben (siehe Abschn. 2.1). Deshalb muss man hier zu einem Trick greifen und das optionale Heilmittel wählen: Sensomotorischperzeptive Behandlung. Eine sensomotorisch-perzeptive Behandlung dient der gezielten Therapie krankheitsbedingter Störungen der sensomotorischen (Zusammenspiel von sensorischen und motorischen Leistungen) und perzeptiven (unbewusste Wahrnehmungen) Funktionen mit den daraus resultierenden Fähigkeitsstörungen. In den Maßnahmen wird nicht explizit auf die Verbesserung der feinmotorischen Maßnahmen eingegangen, deshalb ist und bleibt dieses Heilmittel eine Grauzone.

Die **therapeutische Wirkung** sollte eine Verbesserung der Feinmotorik durch variierende Greiffunktionen oder eine Verbesserung der Feinmotorik durch Tonusregulation sein.

**Indikation Taktile Wahrnehmung**

Das vorrangige Heilmittel für eine taktile Funktionsstörung ist die Sensomotorischperzeptive Behandlung z. B. in der:

• Wahrnehmung und Wahrnehmungsverarbeitung

Die **therapeutische Wirkung** sollte eine Verbesserung der Feinmotorik durch taktile Wahrnehmung- und Wahrnehmungsverarbeitung sein.

Die **therapeutischen Ziele** sollten im Kontext des Kindes, der Eltern und der Institution betrachtet werden. Diese wurden im COPM-Bogen und im Schritt 2 des hypothetisch-deduktiven Clinical Reasoning festgelegt.

Therapeutische Ziele könnten zum Beispiel sein.

• Erlangen von Grundarbeitsfähigkeiten
• Verbesserung der Alltagsbewältigung

## 4.2    Interventionsbeispiele bei feinmotorischen Störungen

Es gibt eine Vielzahl von Therapien wie man das Kind behandeln kann. Welche man für das Kind wählt, liegt an den Hypothesen, die man am Ende bestätigt bekommt. Allerdings ist es so, dass Therapie immer ein künstlicher Moment ist, deshalb bietet der Alltag die besten Voraussetzungen um die nachfolgend genannten Therapiemethoden mit einzubeziehen.

Zuerst werden kurz die Therapien zu den bestätigten Hypothesen behandelt, anschließend noch ein paar Elementare Grundsätze hinzugefügt aus den weiteren Beobachtungen (Exkl.). Es würde den Umfang des Buches sprengen hier ins Detail gehen, auf die einzelnen Behandlungsverfahren oder die dafür genommenen Medien. Das ist der Kompetenz jedes einzelnen Therapeuten überlassen.

**Therapie** Greiffunktionen
  Leistung = **Üben der einzelnen Greiffunktionen**
  Kraftgriffe

1. Faustschluss mit und ohne Beteiligung des Daumens
2. Zylindergriff (offen und geschlossen)
3. Hakengriff (Affengriff)

Präzisionsgriffe

1. Schlüsselgriff
2. 3–5 Punktgriff
3. Pinzettengriff

**Therapie** Taktil Wahrnehmung
  Leistung = **Sensorische Integrationstherapie**

1. Verbesserung der Modulationsfähigkeit
2. Verbesserung der Diskriminationsfähigkeit

**Therapie** Tonus
  Leistung = **Sensorische Integrationstherapie**

**Hypotonus**
Tonisierung über lineare Beschleunigung (vertikal oder horizontal).

**Hypertonus**
Separation der tonischen Streckung und Beugung, der Lateralflexion und Rotation, der Alternation der O.E. und U.E. sowie der re. und li. Köperhälfte.

**Therapie** Praxie
Leistung = **Affolter-Therapie**
Verbesserung der feinmotorischen Praxie über alltagsbezogene Situationen.

**Therapie** Sitzhaltung
Leistung = **Affolter-Therapie**

1. Korrektur der Sitzhaltung (physiologische Sitzen)
2. Gewichtsverteilung korrigieren (Haltehand = Körpergewicht)
3. Stabile Umwelt anbieten:
   - stabile Unterlage
   - stabile Vorlage
   - stabile Rücklage
   - stabile Seitlage

**Therapie** Dissoziatonsfähigkeit Schulter-, Ellbogen, Hand- und Fingergelenken
Leistung = **Entwicklungsbedingte Seperation**

1. Seperation Schulter/Ellbogengelenk
2. Seperation Ellbogengelenk/Handgelenk
3. Seperation Handgelenk/Fingergelenke

**Therapie** Hand-Hand Koordination
Leistung = **Affolter-Therapie**
Exploration von Alltagsgegenständen

**Therapie** Auge-Hand Koordination
Leistung = **Visuelle Wahrnehmungsprogramme**
Verbesserung der Okulomotorik

**Therapie** Händigkeit
Leistung = **Händigkeit festlegen**

1. Bei grafomotorischen Prozessen Händigkeit auf eine Hand fokussieren
2. Bei handlungsorientierten Prozessen abwarten, welche Hand das Kind benutzt und es damit probieren/explorieren lassen oder anbieten mal die andere Hand zu nehmen

**Evidenz-basierte Therapie**

Die o.g. Therapiemethoden wurden aufgrund der Fachschulausbildung in Deutschland nicht wissenschaftlich überprüft, es gibt vereinzelte ausländische Nachweise über Effekte der Methoden. Allerdings liegt der Jadad-Score hier bei -2 Punkte. Die Evidenz lässt sich hier bei Level 4 einordnen.

**Funktionstraining, Partizipation und Umweltfaktoren**

- Funktionstraining, Partizipation und Umweltfaktoren lassen nicht zu trennen.
- Die Verbesserung der Funktionen, erreichen wir mit Trainingstherapien unter Einbezug von Alltagssequenzen und den beteiligten Personen.
- Die Leistungsfähigkeit mit und ohne Assistenten/Hilfsmittel ermöglichen es dem Patienten das Eingebundensein zu erleichtern und bieten eine schnelle Kompensationshilfe, damit sich das Kind besser in der Umwelt zurechtfindet.

Um das Eingebundensein zu erleichtern, sollten Empfehlungen gegeben werden:

1. Aufklärung aller Beteiligten über das Krankheitsbild
2. Hilfsmittel anbieten (z. B. Kinderschwere mit Feder, Doppelgriffschere, etc.)
3. Assistenten an die Seite stellen (Ergotherapeuten, Sonderpädagogen)

**Therapieziele überprüfen**

- Retest: Nur die Subtests die 2 Standardwerte unterhalb dem Leistungsniveau liegen
- Abschlussgespräch mit den Eltern (Performance und Grad der Zufriedenheit mit COPM-Bogen erfassen)
- Selten wird ein Kind symptomlos aus der Therapie entlassen (das Gehirn braucht 3–4 Monate Zeit für die Vernetzung der Alltagsintegration)

# Grafo- und Schreibmotorik

Unter den Begriff „Grafomotorik" lassen sich alle Prozesse einordnen, die zu einer Produktion von grafischen Zeichen mittels der Hand und einem Schreibgerät auf einem Untergrund führen. „Grafomotorik" sind Malbewegungen, sie ist ein differenziertes, rhythmisches Bewegen und somit die feinste Koordinationsleistung des Menschen.

Der Begriff Grafomotorik beschreibt die motorischen Voraussetzungen für das spätere schnellere Schreiben. Zu Beginn des Schreibenlernens steht zunächst das langsame „Malen" von Buchstaben oder die Schönschrift im Mittelpunkt. Der Übergang einer langsameren und formorientierten Grafomotorik in eine flüssige dynamische Schreibmotorik ist aber normalerweise nicht Gegenstand eines Schreibunterrichts. Man hofft, dass sich das flüssige Schreiben im Verlauf des vermehrten Schreibens irgendwann von selbst einstellt.

Die Schreibmotorik umfasst hingegen die motorischen Prozesse, die Grundlage einer flüssigen ausgeschriebenen Handschrift ist. In diesem Sinne unterscheidet die Schreibmotorik streng zwischen dem langsamen Malen von Buchstaben (Grafomotorik) und dem flüssigen Schreiben (Schreibmotorik). Der Unterschied liegt darin, dass beim Malen die Formkontrolle im Mittelpunkt steht, während beim Schreiben die Motorik dominiert und die Form eine Folge der zuvor gelernten automatisierten Bewegungen ist. Buchstabenformen entstehen beim Schreiben also direkt aus der Handbewegung heraus.

Neuere wissenschaftliche Erkenntnisse haben gezeigt, dass:

- Flüssige Bewegungen als ganzheitliches Muster gespeichert und wieder abgerufen werden
- Die Schrift ist mit offenen und geschlossen Augen gleich

A. Leschnik, *Entwicklungsstörungen in Grob-, Fein- und Grafomotorik,* essentials, https://doi.org/10.1007/978-3-658-30824-7_5

• Beim automatisierten Schreiben bis zu fünf Auf- und Abstriche pro Sekunde
  gemacht werden können

Diese Bewegungserfahrung benötigt eine gewisse Mindestgeschwindigkeit.
Wenn die Muskeln in Zeitlupe eine genaue Form abfahren, dann werden keine
motorischen Muster erzeugt, die abgespeichert werden können. Die Muskeln
werden in diesem Fall permanent aktiviert und deaktiviert, um jegliche
beobachtete Abweichung sofort zu korrigieren. In routinierter Schrift werden die
Muskeln hingegen bei jedem Auf- und Abstrich nur einmal aktiviert.

**Entwicklung der Graphomotorik**

| | |
|---|---|
| 1,5–2,0 Jahre: | Erstes dynamisches Kritzeln i im Faustgriff (Bewegung kommt meist noch aus der Schulter) |
| 2,0–2,5 Jahre: | Kind malt zunehmend Spiralen |
| 2,5–3,0 Jahre: | Kind malt geschlossene Kreise und Linien, es hält dabei den Stift mehr und mehr zwischen den Fingern |
| 3,0–3,5 Jahre: | Das Kind malt verstärkt im Dreipunktgriff Kreuze |
| 3,5–4,0 Jahre: | Das Kind malt aus der Kombination von Kreis und Strichen, die s.g. Kopf- und Gliederfüßler aus drei Teilen |
| 4,0–4,5 Jahre: | Das Kind malt Schrägen, z. B. von Dächern. Die Stifthaltung ist im Dreipunktgriff (der Stift wird mit drei Fingern gehalten) |
| 4,5–5,0 Jahre: | Das Kind kann Gegenstände wie ein Haus oder ein Schiff abzeichnen und Männchen aus mindestens 6 Teilen zeichnen |
| 5,0–6,0 Jahre: | Das Kind malt kleine fortlaufende Muster wie Schlaufen und Wellen, zudem versucht es zunehmend, dreidimensional zu malen |

Von Dezember 2014 bis März 2015 wurde erstmalig eine Studie der Handschrift
von Schülern durchgeführt. Hier wurden 2000 Lehrer online mit verschiedenen
Fragebögen befragt. Sie ist die erste ihrer Art in Deutschland zum Thema Handschrift. Aufgrund dessen lassen sich nun erstmalig Aussagen über die Handschrift
von Schülern machen.

**Ergebnisse der Studie**
1. 58 % der Lehrer in Grundschule beurteilen die Handschrift der Schüler mit
   sehr zufrieden, zufrieden und befriedigend. Auf den weiterführenden Schulen
   sind es nur noch 22 %

2. 38 % der Schüler von weiterführenden Schulen, können beschwerdefrei länger als 30 min schreiben
3. 51 % der Jungen und 31 % der Mädchen haben Probleme mit der Handschrift
4. Die häufigsten Ursachen in der Grundschule scheinen:
   - 84 % schlechte Feinmotorik
   - 61 % zu wenig Übung zu Hause
   - 53 % fortschreitende Digitalisierung der Kommunikation
5. Die häufigsten Ursachen in der weiterführenden Schulen
   - 69 % wenig Interesse der Schüler an handschriftlichen Schreiben
   - 69 % fortschreitende Digitalisierung der Kommunikation
   - 66 % zu wenig Übung zu Hause
6. 74 % (Grundschullehrer und 61 % der Lehrer in weiterführenden Schulen fordern ein spezielles motorisches Schreibtraining

Die Studie über die Entwicklung, Probleme und Intervention zum Thema Handschreiben (STEP 2019) hat das Ergebnis, dass jeder zweite Junge und jedes drittes Mädchen Probleme mit der Handschrift hat und es keine signifikante Verbesserung gibt zur Studie von 2014 bis 2015 bestätigt. Wenn man diese beiden Studien einmal kritisch betrachtet, so wurden nur Lehrer von Grundschulen und weiterführenden Schulen befragt. In wieweit Lehrer die fachliche Kompetenz haben, die Kinder in ihrer fein,- grafo- und schreibmotorische Entwicklung zu beurteilen, steht und fällt wohl mit dem Studium jedes einzelnen, den Weiterbildungen und der subjektiven Erfahrungen. Um eine Fein-, Grafo- und Schreibmotorik beurteilen zu können, Bedarf es ein wenig mehr als einen Fragebogen für Lehrer zur quantitativen Erhebung. Zum einen sollte ein standardisiertes Testverfahren eingesetzt werden, um den Entwicklungsstand festzulegen. Zum anderen ein Fragebogen, der nicht nur Lehrer befragt, sondern auch für behandelnde Kinderärzte und Therapeuten ist, sowie eine Elternbefragung und vor allen Dingen auch ein Selbstbeurteilungsbogen für Kinder. Zum Schluss sind qualitative Interviews der Beteiligten zur Beurteilung notwendig.

## 5.1 Hypothetisch-deduktives Clinical Reasoning bei grafo- und schreibmotorischen Störungen

Da die Grafomotorik die Vorrausetzung für das spätere Schreiben ist, sollte auch primär die Grafomotorik zuerst angeschaut werden und dann die Schreibmotorik.

**Pre-Assessment-Image**

Beim Pre-Assessment-Image haben wir drei Beobachtungskriterien:

a) Name
b) Alter
c) Diagnose

**Zu a.: Name und Geschlecht**

Der Name gibt einen Hinweis auf das Geschlecht des Kindes. Somit lässt sich schnell einordnen ob die gestellte Diagnose noch differenziert überprüft werden muss oder nicht. Jungen sind zu 51 % auffällig mit ihrer Handschrift.

**Zu b.: Alter**

Das Alter gibt uns zum einen an, wo das Kind in seiner grafomotorischen Entwicklung stehen müsste und zum anderen in welchen Institutionen (Kiga, Schule etc.) es sein könnte. Dies hilft uns einzuordnen, woher das Problem kommen und wie gravierend es sein könnte.

**Zu c.: Diagnostik**

In der ICD-10 und dem Multiaxialen Klassifikationsschema der Kinder- und Jugendpsychiatrie finden sich nur wenig Hinweise zu der grafomotorischen Störung. Dies lässt darauf schließen, dass für diesen Bereich noch mehr Forschung betrieben werden muss.

Auch die grafmotorischen Störungen sind in der ICD-10 allgemein unter der F82.- umschriebene Entwicklungsstörungen der motorischen Funktionen sparsam erklärt: Hier wird von einer Entwicklungsbeeinträchtigung der motorischen Koordination gesprochen. Unter der Schlüsselnummer F82.1 umschriebene Entwicklungsstörungen der Fein- und Grafomotorik finden wir keine Hinweise.

Ebenso wie bei den feinmotorischen Störungen hat das multiaxiale Klassifikationsschema für psychische Störungen im Kinder- und Jugendalter in der F82.- umschriebene Entwicklungsstörungen der motorischen Funktionen folgende Inhalte weiterentwickelt:

- Schwerwiegende Beeinträchtigung der Entwicklung der motorischen Koordination
- Motorische Ungeschicklichkeit
- Leistungsbeeinträchtigungen bei visuell-räumlichen Aufgaben
- Die motorische Koordination des Kindes bei feinmotorischen Aufgaben muss deutlich unterhalb des Niveaus liegen, welches aufgrund des Alters und der allgemeinen Intelligenz zu erwarten ist

- Die Koordinationsschwierigkeiten sollten frühzeitig in der Entwicklung vorhanden gewesen sein (d. h. sie dürfen keine erworbenes Defizit darstellen) und sie dürfen nicht direkte Auswirkungen von Seh- und Hörfehlern oder von diagnostizierbaren neurologischen Störungen sein

Die F82.1 hat für die Grafomotorik ein paar dürftige Hinweise:

- Eine dürftige Handschrift
- Zeichenfertigen sind meist schlecht
- Kind kann schlecht Landkarten zeichnen
- Die Sehnenreflexe können seitengleich verstärkt oder abgeschwächt sein

Warum man als Kind Landkarten zeichnen muss und dies als Kriterium aufgenommen wurde, ist mal wieder ein Rätsel. Wenn das eine diagnostische Leitlinie sein soll, dann müssen wir uns nicht wundern, dass fast alle Kinder in der Grafomotorik auffallen.

Die diagnostischen Kriterien sind identisch, wie bei einer feinmotorischen Störung:

a) Ein Wert in einem standardisierten Test für feinmotorische Koordination, der mindestens zwei Standardabweichungen unterhalb des Niveaus liegt, das aufgrund des chronologischen Alters des Kindes zu erwarten wäre.

b) Die unter a. beschriebene Störung behindert eine Schulausbildung oder alltägliche Tätigkeiten.

c) Keine neurologische diagnostizierbare Störung.

d) Häufigstes Ausschlusskriterium: Nonverbaler IQ unter 70 in einem standardisierten Test.

Die erste Arbeitshypothese könnte wie folgt aus: „Hat dieses Kind eine grafomotorische Störung?"
Bei der Cue Acquisition haben wir drei Beobachtungskriterien:

a) Befragung
b) Beobachtung
c) Untersuchung.

**Zu a.: Befragung**

Die Befragung erfolgt in 2 Schritten:

1. Qualitativ: Narratives Interview und COPM- Bogen (siehe Anhang 1)
2. Quantitativ: Fragebogen Feinmotorik n. ICD-10 (siehe Anhang 2)

**Zu b.: Beobachtung**

Schwerpunkt Grafomotorik

1. Bild malen lassen mit verschiedenen Stiften (Haus, Baum und Mensch)
2. Altersgerechte Schreibprobe
3. Haus- und Institutionsbesuch

Weitere Beobachtungen (Exkl.) könnten auch sein:

* Feinmotorik
* Taktil-kinästhetische Wahrnehmung
* Praxie
* Sitzhaltung
* Dissoziatonsfähigkeit Schulter-, Ellbogen, Hand- und Fingergelenken
* Hand-Hand Koordination
* Auge-Hand Koordination
* Händigkeit
* Greiffunktionen
* Tonus
* Visuelle Wahrnehmung
* Haus- und Institutionsbesuch

Auf diese Punkte wurde bereits in Abschn. 4.1: Feinmotorik eingegangen.

Früher ist man davon ausgegangen, dass wenn es Schwierigkeiten in den vorher genannten Bereichen gibt, dass diese Bereiche primär therapiert werden müssen, damit die Grafomotorik erlernt werden kann. Es gibt immer noch Modelle, die die Entwicklung eines Baumes darstellen und interpretieren: Wenn die Wurzeln nicht in Ordnung sind kann der Baum keine Früchte tragen. Die Natur hat dafür einen anderen Beweis: Es kann alles möglich sein. Entwicklung ist nicht immer linear (siehe in Kap. 2: Abb. 3.2). Heute weiß man aus wissenschaftlicher Sicht, dass Motorik und Kognition zwei verschiedene Bereiche sind und diese sich auch unabhängig voneinander entwickeln. Deshalb ist ein feinmotorisches Training ein feinmotorisches Training und ein grafomotorisches

Training ein grafomotorisches Training. D. h. bei einem feinmotorischen Training muss sich nicht zwingend die Grafomotorik verbessern oder eine verbesserte Sitzposition führt nicht sofort zu einer verbesserten Grafomotorik.

**Zu c.: Untersuchung**
Das multiaxiale Klassifikationsschema bietet an folgende Fachbereiche hinzuziehen:

| | |
|---|---|
| Ausschluss Sehstörungen | Facharzt Augenheilkunde |
| Ausschluss neurologische Störung | Facharzt für Neurologie |
| Nonverbaler IQ>70 | Facharzt Kinder- und Jugendpsychiatrie |

Zudem ist es sinnvoll Bildern und Schreibhefte zu analysieren. Abb. 5.1 zeigt das Selbstbild eines Fünfjährigen

**Bild: Analyse (A) und Interpretation (I)**

**A:**  Kopffüßler
**I:**  Grafomotorischer Entwicklungsstand 3,5–4,0 Jahre

Abb. 5.2 zeigt das Schriftbild eines Neunjährigen.

**Abb. 5.1** Selbstbild eines Fünfjährigen

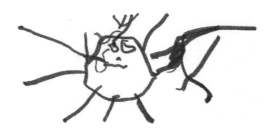

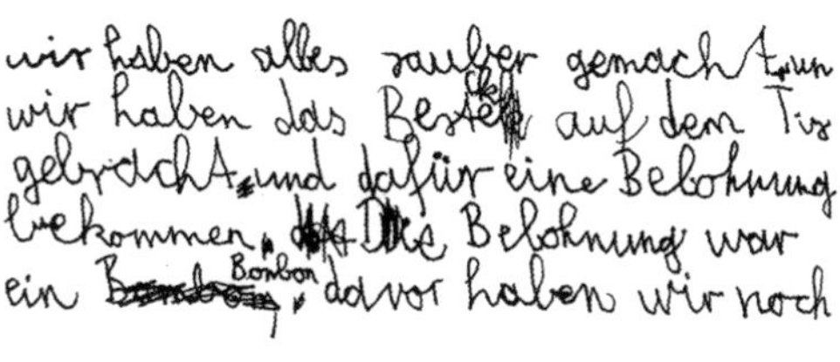

**Abb. 5.2** Schriftbild eines Neunjährigen Schwangerschaft. (Eigene Darstellung an Anlehnung n. Schreibmotorik-Institut)

**Schrift: Analyse (A) und Interpretation (I)**

A:   Räumliche Abstände nicht gleichmäßig
I:   **Visuell-perzeptive Wahrnehmung**
A:   Große Schrift
I:   **Visuell-kognitive Wahrnehmung**
A:   Mal fester mal weniger Druck
I:   **Schreibdruck, Tonus, Taktil-kinästhetisch**
A:   Wechsel von Druck und Schreibschrift (B/b/T/t)
I:   **Visuell-kognitive Wahrnehmung**
A:   Kleines s sieht wie j aus
I:   **Visuell-kognitive Wahrnehmung**
A:   Übergänge sind unsauber (B/T/t)
I:   **Formwahrnehmung, kleine Muster, Schlaufen und Wellen Grafo-
      motorischer Entwicklungsstand 5,0–6,0 Jahre**

**Schrift: Ressourcen (R) und Interpretation (I)**

R:   Korrigiert Fehler
I:   **Gute Rechtschreibung**
R:   Schriftgröße bleibt gleich
I:   **Gute visuell-kognitive Wahrnehmung**
R:   Verlässt Schreiblinie nicht
I:   **Gute visuell-räumliche Wahrnehmung**
A:   Grafeme s. gleichbleibend waage- u. senkrecht
I:   **Gute visuell-räumliche Wahrnehmung**

**Hypothesenbildung**
Aus den vorher gesammelten Daten könnten die Hypothesen wie folgt aussehen:

**Hypothese 1 Graphomotorik**

- **„Immer wenn** das fünfjährige Kind sich selbst malt, **dann** entsteht ein
  Kopffüßler"

**These**

- Das fünfjährige Kind hat einen grafomotorischen Entwicklungsstand zwischen
  3,5–4,0 Jahre

**Antithese**

- Das fünfjährige Kind hat keinen grafomotorischen Entwicklungsstand zwischen 3,5–4,0 Jahre

**Hypothese 2 Schreibmotorik**

- „**Immer wenn** das neunjährige Kind malt, **dann** erkennt man kaum Formen"

**These**

- Das neunjährige Kind kann schlecht Formen malen

**Antithese**

- Das neunjährige Kind kann Formen malen

**Hypothese 3 Schreibmotorik**

- „**Immer wenn** das neunjährige Kind schreibt, **dann** drückt er zu fest mit dem Stift"

**These**

- Das neunjährige Kind kann nicht locker schreiben

**Antithese**

- Das neunjährige Kind kann locker schreiben

**Cue Interpretation**
Einsatz von standardisierten Testverfahren.

**Hypothese 1: Grafomotorischer Entwicklungsstand**
Zum Beispiel FEW-2 (Subtests 1, 3, 5, 7) primär Subtest 3:

- Abzeichen

**Hypothese 2: Formen**
Zum Beispiel FEW-2 Subtests:

- 3. Abzeichnen
- 6. Gestaltschließen
- 7. Visuo-Motorische-Geschwindigkeit
- 8. Formkonstanz

**Hypothese 3: Druck**

- SchreibCoach®
- Edu-Pen

**Hypothesenevaluation**
Im fünften Schritt des hypothetisch-deduktiven Clinical Reasonings werden die Testverfahren ausgewertet. Anschließend verglichen mit der Norm. Die Abweichung zur Norm sollte mindestens zwei Standardabweichen betragen. Danach werden die standardisierten Ergebnisse mit der Anamnese, den Beobachtungen und den Untersuchungen in Relation gebracht.

**Anmerkung zu Hypothese 2**
Wenn im FEW-2 die Subtests mit der hohen motorischen Beteiligung auffällig sind, bedeutet das beim Rechtshänder:

Auge-Hand-Koordination (Räumliche Beziehung = linke Hirnhälfte = Schreibmotorik fördern)

Abzeichnen (Formkonzept = rechte Hirnhälfte = Grafomotorik fördern)

Räumliche Beziehung (= linke Hirnhälfte = Schreibmotorik förden)

Visuo-motorische-Geschwindigkeit (Formkonzept = rechte Hirnhälfte = Grafomotorik fördern)

**Festlegen einer therapeutischen Diagnose**
Im letzten Schritt wird die therapeutische Diagnose festgelegt. Sie ist auch gleichzusetzen mit einer therapeutischen Intervention. Diese könnte für die Hypothesen n. Hollenweger und Kraus de Carmargo (2013) wie folgt aussehen:

**Funktion: Grafo- und Schreibmotorik**
**b1450.4 Fertigkeiten erwerben, um Schreibgeräte zu benutzen**
Elementare Handlungen zu erlernen, um Symbole und Buchstaben zu schreiben, wie z. B. einen Stift, eine Kreide oder einen Pinsel (feinmotorische

Greiffunktionen) auf ein Blatt Papier zu malen/schreiben (langsames Malen = Grafomotorik, schnelles Schreiben = Schreibmotorik)

**Partizipation: Grafomotorik und Schreibmotorik**
d 8200.4414 Eintreten in ein Programm der Schulbildung oder seine Stufen
Tätigkeiten auszuführen, die dazu beitragen, Zugang zur Schule zu erhalten und von einer Schulstufe in eine andere überzutreten.

**Umweltfaktoren: Grafo- und Schreibmotorik**
**e 355. + 4 Fachleute der Gesundheitsberufe**
Alle Dienstleistungserbringer, die im Gesundheitssystem arbeiten, wie Ärzte, Pflegekräfte, Physiotherapeuten, **Ergotherapeuten**, Sprachtherapeuten, Audiologen, Hersteller von Orthesen und Prothesen, Sozialarbeiter im Gesundheitswesen

**Umweltfaktoren: Grafo- und Schreibmotorik**
**e 330.4 Autoritätspersonen**
Personen mit Entscheidungsverantwortung für andere, die infolge ihrer sozialen, ökonomischen, kulturellen oder religiösen Rollen in der Gesellschaft sozial definierten Einfluss oder Befugnisse haben, wie **Eltern**, Lehrer, Arbeitgeber, Supervisoren, religiöse Führer, Vertreter im Amt, Vormund, Treuhänder

**Indikation**
Bei einer Entwicklungsstörung muss der Indikationsschlüssel PS1 und die Diagnose F82.1 gewählt werden.
Die vorrangigen Heilmittel für den PS1-Schlüssel sind die:

- A1. Psychisch-funktionelle Behandlung
- A2. Neuropsychologische Behandlung

Das optionale Heilmittel ist die:

- B. Sensomtorisch-perzeptive Behandlung

Deshalb ist das Heilmittel die neuropsychologische Behandlung das vorrangige Heilmittel bei der graphomotorischen Störung.
Die Begründung ist folgende:

1. Speicherung der Formwahrnehmung (Grafomotorik)
2. Speicherung der automatischen Muster (Schreibmotorik)

Die **Indikation** für eine neuropsychologische orientierte Behandlung sind Störungen der kognitionsstützenden und kognitiv höheren Funktionen.

Die **therapeutische Wirkung** sollte deshalb eine Verbesserung dieser Funktionen sein. In diesem Fall die Speicherung der Formwahrnehmung und die Speicherung der motorischen Muster.

Die **therapeutischen Ziele** sollten im Kontext des Kindes, der Eltern, der Institution betrachtet werden. Diese wurden im COPM-Bogen und im Schritt 2 des hypothetisch-deduktiven Clinical Reasoning festgelegt.

Therapeutische Ziele könnten zum Beispiel sein.

- Erlangen von Grundarbeitsfähigkeiten
- Verbesserung der Alltagsbewältigung

## 5.2    Interventionsbeispiele Clinical Reasoning bei grafo- und schreibmotorischen Störungen

Die Therapie unterteilt sich in zwei Dimensionen, zum einen in eine Therapie der Grafomotorik und zum anderen in ein schreibmotorisches Training. Ein direktes Training dieser Dimensionen hat den höchsten Effekt.

**Evidenz-basierte Therapie**
Zur Zeit gibt es zwei Trainingsprogramme. Eins für die Vorschule und eins für die erste und zweite Klasse. Allerdings liegt der Jadad-Score hier bei -2 Punkte. Die Evidenz lässt sich hier bei 4 einordnen.

**Funktionstraining und Partizipation**

- Funktionstraining und Partizipation sind nicht zu trennen
- Die Verbesserung der Funktionen, erreichen wir mit Trainingsprogrammen
- Die Leistungsfähigkeit mit und ohne Assistenten/Hilfsmittel ermöglichen es dem Patienten, das Eingebundensein zu erleichtern und bieten eine schnelle Kompensationshilfe, damit sich das Kind besser in der Umwelt zurechtfindet

**Therapieverlauf 1 optimal**

- Tägl. Training montags-freitags ca. 15 min
- Gleichbleibende Rahmenbedingungen (Uhrzeit, Umfeld und Bezugspersonen)
- Therapie sollte nicht länger als 3–4 Monate dauern
- Anschließend eine Pause von mindestens 3 Monaten

Die beste therapeutische Wirkung wird erzielt, wenn die Eltern vom Therapeuten angeleitet werden und diese das Training mit dem Kind zu Hause selbstständig durchführen. Einmal pro Woche sollten sich Therapeut und Eltern mit dem Kind treffen. Diese Treffen sollten dazu dienen:

• Schwierigkeiten bei der Durchführung des Trainingsprogramms zu klären
• Die Entwicklung des Kindes zu beobachten

**Therapieverlauf 2 suboptimal**
Immer wieder stoßen Therapeuten auf das Problem von Kindern, die aus sozialschwachen Familien kommen. Diese haben:

• Wenig Ressourcen mit dem Kind zu üben
• Kinder werden nicht pünktlich oder regelmäßig zur Therapie gebracht
• 5 Mal Therapie pro Woche kaum leistbar
• Der Regelfall hat nur 40 Therapieeinheit pro Regelfall (pro Programm werden ca. 20–30 Therapieeinheiten benötigt)

Dies hat zur Folge, dass die Gefahr besteht, dass Therapeuten anfangen, die Therapieprogramme zu kürzen.

• Das Programm hat dann nicht mehr den Effekt und der Evidenzlevel 4 wird nicht mehr erreicht.
• Das Kind bekommt zu viel Input, der Output ist oftmals eine Verschlechterung der Alltagsleistungen

Therapie scheint bei diesen Familien oft wie ein Tropfen auf den heißen Stein zu wirken, doch stetig Tropfen höhlt den Stein, auch wenn die Behandlung länger dauert. Deshalb kann man bei Kindern aus sozialschwachen Familien eine Verordnung außerhalb des Regelfalls genehmigen zu lassen.

**Funktionstherapie Grafomotorik Vorschule**
Ausgehend von den Entwicklungsstufen in der Analyse des Bildes und des Formkonzepts gibt es für die Vorschule vier Hefte die folgende Komponenten trainieren:

1. Druck dosieren: fest und locker mit dem Stift
2. Rhythmus finden: flüssig mit dem Stift
3. Tempo steuern: schnell und langsam mit dem Stift
4. Form üben: sicher mit dem Stift

**Anmerkung**

Hier muss man die Waldorf-Pädagogik sehr loben. Sie hat in wechselnden Epochen das s.g. Formenzeichen und das Schreiben. Besser kann man ein Kind nicht trainieren. Das sollte Standard in allen Schulen werden, dann hätten wir weniger auffällige Kinder.

Die Subtests Abzeichnen und Visuo-motorische Geschwindigkeit beim FEW-2 weisen auf die Formkonstanz hin. Wenn diese Subtests auffällig sind, sollte primär mit dem vierten Trainingsprogramm: **Form üben** angefangen werden. Allerdings sollte berücksichtig werden, dass dies rechtshemisphärische Leistungen sind und hier sollte ganzheitlich gearbeitet wird.

**Funktionstherapie Schreibmotorik 1./2. Klasse**

Ausgehend von den Entwicklungsstufen in der Analyse der Schreibprobe und des Formkonzepts gibt es für die Schule vier Hefte die folgende Komponenten trainieren:

1. Druck dosieren: Locker schreiben
2. Rhythmus finden: Flüssig schreiben
3. Tempo aufnehmen: Schnell schreiben
4. Form üben: Lesbar schreiben

Die Subtests Auge-Hand-Koordination und Räumliche Beziehung beim FEW-2 weisen auf die Räumliche Beziehung hin. Wenn diese Subtests auffällig sind, sollte primär mit dem vierten Trainingsprogramm: **Rhythmus finden** angefangen werden. Allerdings sollte berücksichtig werden, dass dies linkshemisphärische Leistungen sind und hier sollte sequenziell gearbeitet werden.

Erst danach sollten die anderen 3 Trainingsprogramme, wenn nötig, durchgearbeitet werden.

**Partizipative Therapie**

Um das Eingebundensein zu erleichtern, sollten wieder folgende Empfehlungen gegeben werden:

1. Aufklärung aller Beteiligten über das Krankheitsbild
2. Hilfsmittel anbieten (dicker Stifte, Griffadaptionen, schnell gleitende Stifte, Stift mit weniger Farbabgabe etc.)
3. Assistenten an die Seite stellen (Ergotherapeuten, Sonderpädagogen)

**Therapieziele überprüfen**

- Retest: Nur die Subtests die 2 Standardwerte unterhalb dem Leistungsniveau liegen
- Abschlussgespräch mit den Eltern (Performance und Grad der Zufriedenheit mit COPM-Bogen erfassen)
- Selten wird ein Kind symptomlos aus der Therapie entlassen (das Gehirn braucht 3–4 Monate Zeit für die Vernetzung der Alltagsintegration)

# Was Sie aus diesem essential mitnehmen können

- Die grob- und feinmotorischen Entwicklungsstörungen sind in der ICD-10 und dem multiaxialen Klassifikationsschema ausreichend definiert.
- Für die grafo- und schreibmotorischen Entwicklungsstörungen müssen in die kommende ICD-11 und dem multiaxiale Klassifikationsschema noch aktuelle wissenschaftlich fundierte Erkenntnisse mit aufgenommen werden.
- Die Grundlagen zu den grob-, fein-, grafo- und schreibmotorischen Entwicklungsstufen sind ausreichend definiert, um Entwicklungsrückstände zu erkennen.
- Das hypothetisch-deduktive Clinical Reasoning eignet sich sehr gut für den Aufbau einer therapeutischen Diagnose der umschriebenen Entwicklungsstörungen.
- Die therapeutische Diagnose bietet zugleich Interventionsmöglichkeiten.

© Der/die Herausgeber bzw. der/die Autor(en), exklusiv lizenziert durch Springer Fachmedien Wiesbaden GmbH, ein Teil von Springer Nature 2020
A. Leschnik, *Entwicklungsstörungen in Grob-, Fein- und Grafomotorik*, essentials, https://doi.org/10.1007/978-3-658-30824-7

# Formular 1: Adaptierter COPM-Bogen für die Fachbereiche Pädiatrie und Kinder und Jugendpsychiatrie

_____          ___/___/_____

Patient                                                                          Geburtsdatum


_____     ___/___/_____          ___/___/_____

Versicherungsnummer            Rezeptdatum                       Anamnesedatum

© Der/die Herausgeber bzw. der/die Autor(en), exklusiv lizenziert durch          55
Springer Fachmedien Wiesbaden GmbH, ein Teil von Springer Nature 2020
A. Leschnik, *Entwicklungsstörungen in Grob-, Fein- und Grafomotorik,*
essentials, https://doi.org/10.1007/978-3-658-30824-7

**Narratives Interview**

_____

_____

_____

_____

_____

_____

_____

_____

_____

_____

_____

_____

_____

_____

**Selbstversorgung**
1. Eigene körperliche Versorgung (z. B. Anziehen, Waschen, Hygiene, Essen)
   Wie wichtig?

   _____  ☐

   _____  ☐

   _____  ☐

2. Motorik, Wahrnehmung, Konzentration (z. B. Grob- und Feinmotorik)

   _____  ☐

   _____  ☐

   _____  ☐

3. Reglung persönlicher Angelegenheiten (z. B. Pünktlichkeit, Schulweg)

   _____  ☐

   _____  ☐

   _____  ☐

**Produktivität**

4. Leistungsstand (z. B. Noten, Fächer, Grafomotorik, Schreibmotorik)

5. Haushaltsführung (z. B. Aufräumen, Ordnung)

6. Spiel/Schule (z. B. Spielen, Hausaufgaben)

**Freizeit**

7. Ruhige Erholung (z. B. Hobbys, Basteln, Lesen)

8. Aktive Freizeit (z. B. Sport, Ausflüge, Reisen)

9. Soziales Leben (z. B. Verhalten zu andern Kindern/Erwachsenen)

## Sonstiges

## Ziele in der Therapie

| | Perf. | Zufr. | Perf. | Zufr. | DiffP. | DiffZ. | B. |
|---|---|---|---|---|---|---|---|
| 1. | | | | | | | |
| 2. | | | | | | | |
| 3. | | | | | | | |
| 4. | | | | | | | |
| 5. | | | | | | | |
| Durchschnitt | | | | | | | |
| Datum: | | | | | | | |

Durchschnitt
Datum:

Bewertungsskala:

| Wichtigkeit | Wie wichtig ist Ihnen die Tätigkeit wieder zu können? | 1 = unwichtig | 10 = sehr wichtig |
|---|---|---|---|
| Performanz | Wie gut können Sie diese Tätigkeit im Moment ausführen? | 1 = nicht gut | 10 = sehr gut |
| Zufriedenheit | Wie zufrieden sind Sie mit der Ausführung dieser Tätigkeit? | 1 = nicht zufrieden | 10 = sehr zufrieden |

# Formular 2: Fragebogen zur Erfassung von grobmotorischen Auffälligkeiten F82.0

Liebe Eltern, Lehrer und Pädagogen. Sie helfen uns bei der Diagnostik des u.g. Kindes, wenn Sie nachfolgende Fragen beantworten.

**Name,**
**Vorname:**_____**Alter:**_____

| | Grobmotorik | Ja | Nein |
|---|---|---|---|
| 01 | Läuft das o.g. Kind langsam und unsicher? | | |
| 02 | Hüpft das o.g. Kind langsam und ist unsicher dabei? | | |
| 03 | Geht das o.g. Kind langsam die Treppen und ist unsicher dabei? | | |
| 04 | Stolpert das o.g. Kind häufig? | | |
| 05 | Fällt das o.g. Kind häufig über Hindernisse | | |
| 06 | Hat das o.g. Kind Schwierigkeiten beim Werfen von Bällen | | |
| 07 | Hat das o.g. Kind Schwierigkeiten beim Fangen von Bällen | | |
| 08 | Hat das o.g. Kind Schwierigkeiten beim Ballspielen? | | |
| 09 | Hat das o.g. Kind Schwierigkeiten beim Klettern? | | |

## Welche ist die Arbeitshand des oben genannten Kindes?

☐ Rechts  ☐ Links  ☐ Wechselt  ☐ Beidseitig

© Der/die Herausgeber bzw. der/die Autor(en), exklusiv lizenziert durch Springer Fachmedien Wiesbaden GmbH, ein Teil von Springer Nature 2020
A. Leschnik, *Entwicklungsstörungen in Grob-, Fein- und Grafomotorik*, essentials, https://doi.org/10.1007/978-3-658-30824-7

## Welches ist das Spielbein des oben genannten Kindes?

Welches ist das Spielbein des oben genannten Kindes?

☐ Rechts          ☐ Links          ☐ Wechselt          ☐ Beidseitig

## Ergänzungen

_____

_____

_____

# Formular 3: Fragebogen zur Erfassung von fein-, grafo- und schreibmotorischen Auffälligkeiten F82.1

Liebe Eltern, Lehrer und Pädagogen. Sie helfen uns bei der Diagnostik des u.g. Kindes, wenn Sie nachfolgende Fragen beantworten.

**Name,**
**Vorname:**_____**Alter:**_____

| | Feinmotorik | Ja | Nein |
|---|---|---|---|
| 01 | Hat das o.g. Kind Schwierigkeiten beim Schuhe binden? | | |
| 02 | Hat das o.g. Schwierigkeiten beim Auf- und Zuknöpfen? | | |
| 03 | Lässt das o.g. Kind oft Sachen fallen? | | |
| 04 | Hat das o.g. Kind Schwierigkeiten beim Puzzeln? | | |
| 05 | Hat das o.g. Kind Schwierigkeiten bei Konstruktionsspielen? | | |
| 06 | Hat das o.g. Kind Schwierigkeiten beim Modelle bauen? | | |
| 07 | Hat das o.g. Kind Schwierigkeiten beim Ausschneiden? | | |
| 08 | Hat das o.g. Kind Schwierigkeiten im Umgang mit Spielzeug? | | |
| 09 | Hat das o.g. Kind Schwierigkeiten beim Basteln? | | |
| 10 | Hat das o.g. Kind Schwierigkeiten beim Papierfalten? | | |
| | **Grafomotorik** | **Ja** | **Nein** |
| 01 | Kann das o.g. Kind Spiralen malen? | | |
| 02 | Kann das o.g. Kind geschlossene Kreise malen? | | |
| 03 | Kann das o.g. Kind Linien malen? | | |

| 04 | Malt das o.g. Kind s.g. Kopffüßler? | | |
| 05 | Kann das o.g. Kind einfache Formen wie Dreieck/Viereck zeichnen? | | |
| 06 | Malt das o.g. Kind Schrägen z. B. Dach? | | |
| 07 | Kann das o.g. Kind ein Haus und/oder ein Schiff zeichnen? | | |
| 08 | Malt das o.g. Kind ein Männchen aus mindestens 6 Teilen? | | |
| 09 | Malt das o.g. Kind kleine Schlaufen und Wellen? | | |
| 10 | Versucht das o.g. Kind dreidimensional zu zeichnen? | | |
| 11 | Kann das o.g. Kind komplexere Formen wie Tasse, Gabel etc. zeichnen? | | |
| **Schreibmotorik** | | **Ja** | **Nein** |
| 01 | Schreibt das o.g. Kind locker und dosiert den Druck? | | |
| 02 | Schreibt das o.g. Kind flüssig und hat es einen gleichbleibenden Rhythmus? | | |
| 03 | Kann das o.g. Kind schnell Schreiben und sein Tempo steuern? | | |
| 04 | Schreibt das o.g. Kind lesbar und sind die Formen gut zu erkennen? | | |

## Wie ist die Händigkeit des o.g. genannten Kindes?

☐ Rechthändig        ☐ Linkshändig        ☐ Wechselt        ☐ Beidhändig

**Beschreiben Sie kurz wie Ihr Kind mit einer Schere arbeitet**

_____

_____

_____

_____

**Beschreiben Sie kurz wie Ihr Kind einen Stift hält**

_____

_____

_____

_____

# Literatur

Ayres, A.J. (1989). SIPT Sensory Integration and Praxis Tests. Göttingen: Hogrefe.

Babtiste, S., Carswell, A., Law, M., McColl, M.A., Polatajko, H., Pollock, N. (2020). COPM Canadan Occupational Performance Measure. Idstein: Schulz Kirchner.

Badura, B., Siegrist, J. (2020). Evaluation im Gesundheitswesen. München: Juventa

Beanamy, B.C. (1996). Developing Critical Reasoning Skills: Strategies for the Occupational Therapists. San Antonio: Therapy Skill Builders.

Benesch, M., Raab-Steiner E. (2012). Der Fragebogen. Wien: Facultas.

Bundy, A.C., Fisher, A.G., Murray, E.A. (2007). Sensorische Integrationstherapie. Heidelberg:Springer.

Büttner, G., Dacheneder, W., Schneider, W., Weyer, K. (2008). FEW-2 Frostigs Entwicklungstest der visuellen Wahrnehmung. Göttingen: Hogrefe.

Deutsch, G., Springer, S.P. (1989). Links- Rechts- Gehirn. Heidelberg: Spektrum.

DIMDI (2005). ICF. https://www.dimdi.de/static/de/klassifikationen/icf/icfhtml2005/. Zugegriffen: 25.06.2020.

Esser, E., Hill, P.B., Schnell, R. (2013). Methoden der empirischen Sozialforschung. München: Oldenbourg.

Esser, G., Petermann, F. (2010). Entwicklungsdiagnostik. Göttingen: Hogrefe.

Esser, G., Wynschkorn, A., Ballaschk, K. (2008). Basisdiagnostik umschriebener Entwicklungsstörungen im Grundschulalter (BUEGA). Göttingen: Hogrefe.

Etrich, K.U. (2000). Entwicklungsdiagnostik im Vorschulalter: Grundlagen- Verfahren- Neuentwicklungen- Screenings. Göttingen: Hogrefe.

Feiler, M. (2019). Professionelle und klinisches Reasoning in der Ergotherapie. Leibzig: Thieme.

Flehmig, I. (2007). Normale Entwicklung des Säuglings und ihre Abweichungen. Stuttgart: Thieme.

George, S. (2012). Praxishandbuch COPM. Idstein: Schulz- Kirchner.

Greenhalgh, T. (2016). Einführung in die Evidence-based Medicine. Göttingen: Huber.

© Der/die Herausgeber bzw. der/die Autor(en), exklusiv lizenziert durch Springer Fachmedien Wiesbaden GmbH, ein Teil von Springer Nature 2020
A. Leschnik, *Entwicklungsstörungen in Grob-, Fein- und Grafomotorik,* essentials, https://doi.org/10.1007/978-3-658-30824-7

Handgraf, M., Klemme, B., Nauerth, A. (1996). Entwicklung eines Prüfinstruments zum „Clinical Reasoning" in der Physiotherapie. Göttingen: Hogrefe.

Higgs, J., Jones, M.A. (2008). Clinical Reasoning in the Helth Professions. Oxford: Butterworth Heinemann.

Hollenweger, J., Kraus de Carmargo, O. (2013). ICF-CY: Internationale Klassifikation der Funktionsfähigkeit, Behinderung und Gesundheit bei Kindern und Jugendlichen. Göttingen: Huber.

Holle, B. (1999). Die motorische und perzeptuelle Entwicklung des Kindes. Hemsbach: Beltz.

IntelliMed GmbH (2017). Heilmittel der Ergotherapie. Ludwigsburg: (IntelliMed GmbH).

Jackson, Ch. (1999). Testen und getestet werden. Göttingen: Huber.

Kallus, K.W. (2010). Erstellen von Fragebogen. Wien: Falcultas.

Karch, D.: (2002). Motorische Koordinationsstörung: Umschriebene motorische Entwicklungsstörung. München: Urban und Fischer.

Kiphard, E. (1994). Ausgewählte Themen der Motopädagogik und der Mototherapie. Dortmund: verlag modernes lernen.

Kiphard, E.J. (2014). Wie weit ist ein Kind entwickelt? Eine Anleitung zur Entwicklungsüberprüfung. Dortmund: verlag modernes lernen.

Kiese-Himmel, C. (2003). TAKIWA Göttinger Entwicklungstest der Taktil Kinästhetischen Wahrnehmung. Göttingen: Hogrefe.

Klemme, B., Siegmann, S. (2014). Clinical Reasoning. Leibzig: Thieme.

Klemperer, D. (2020). Sozialmedizin – Public Health. Bern: Huber.

Largo, R.H. (2019). Babyjahre. München: Piper.

Lienert, G., Raatz, U. (1998). Testaufbau und Testanalyse. Weinheim: Beltz.

Mangold, S.(2013). Evidenzbasiertes Arbeiten in der Physio- und Ergotherapie. Berlin: Springer.

Margraf-Stikrud, J. (2003). Entwicklungsdiagnostik. Bern: Huber.

Masing, W. (1999). Handbuch Qualitätsmanagement. München: Hanser.

Paulig, M., Prosiegel, M. (2002). Klinische Hirnanatomie. München: Pflaum.

Petermann, F. (2015). M-ABC-2 Movement Assessment Battery for Children. Göttingen: Hogrefe.

Petermann, F. (1998). Methodische Grundlagen der Entwicklungspsychologie. Weinheim: Psychologie Union.

Petermann, F., Rudinger, G. (2002). Quantitative und qualitative Methoden in der Entwicklungspsychologie. Weinheim: Psychologie Union.

Petermann, F., Macha, T. (2005). Psychologische Tests für Kinderärzte. Göttingen: Hogrefe.

Petermann, F., Macha, T. (2008). Entwicklungsdiagnostik. Göttingen: Hogrefe.

Poustka, F., Remschmidt, H., Schmidt, M. (2017). Multiaxiales Klassifikationsschema für psychische Störungen des Kindes- und Jugendalters nach ICD-10. Göttingen: Hogrefe.

Przyborski, A., Wohlrab-Sahr, M. (2014). Qualitative Sozialforschung. München: Oldenbourg.

Pschyrembel, W. (2017). Klinisches Wörterbuch. Berlin: de Gruyer.

Rosblad, B., Gard, L. (1998). The assessment of children with developmental coordination disorder in Sweden. Stockholm: Human Movement Science.

Schreibmotorik Institut e. V. (2014). Schreibanalysetool: Schreibcoach®. Heroldsberg: Schreibmotorik-Institut.

Schreibmotorik-Institut (2020). https://www.schreibmotorik-institut.com/images/STEP_Studie_2019.pdf. Zugegriffen: 25.06.2020.

Schuntermann, M.F. (2018). Einführung in die ICF. Landsberg: Ecomed.

Smits-Engelsman, B.C., Henderson, S., Michels, C. (1998). The assessment of Children with developmental coordination disorder in Netherlands. Den Haag: Human Movement Science.

Stabilo Education (2017a). Druck: Edu-Pen. Heroldsberg: Stabilo.

Stabilo Education (2017b). Schule. Form: Lesbar schreiben. Heroldsberg: Stabilo.

Stabilo Education (2017c). Schule. Tempo: Schnell schreiben. Heroldsberg: Stabilo.

Stabilo Education (2017d) Schule. Druck: Locker schreiben. Heroldsberg: Stabilo.

Stabilo Education (2017e). Schule. Rhythmus: Flüssig schreiben. Heroldsberg: Stabilo.

Stabilo Education (2017f). Vorschule. Druck: Fest und locker mit dem Stift. Heroldsberg: Stabilo.

Stabilo Education (2017g). Vorschule. Form: Sicher mit dem Stift. Heroldsberg: Stabilo.

Stabilo Education (2017h). Vorschule. Rhythmus: Flüssig mit dem Stift. Heroldsberg: Stabilo.

Stabilo Education (2017i). Vorschule.Tempo: Schnell und langsam mit dem Stift. Heroldsberg: Stabilo.

Stich, H. (2009). Teilleistungsstörungen bei Einschulkindern. Kinder- und Jugendmedizin 2009.

Vester, F. (1998). Denken, Lernen, Vergessen. München (dtv) 1998.

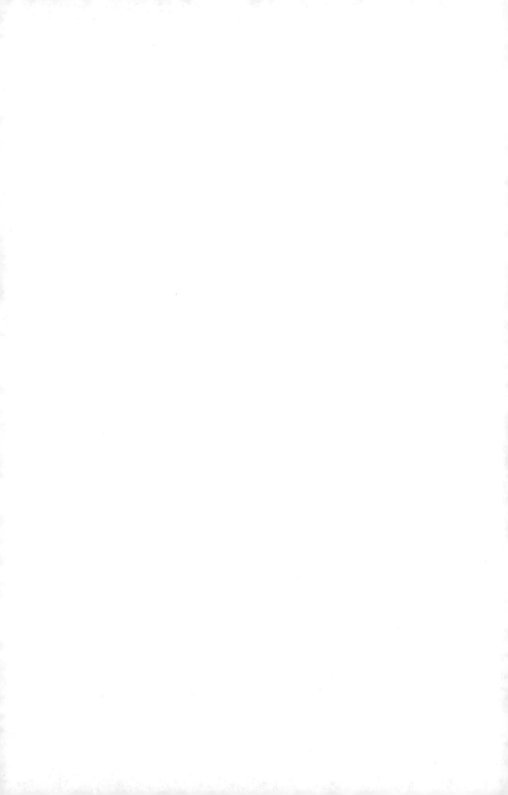

Printed in the United States
By Bookmasters